박춘근 원장의
**튼튼한 허리
든든한 인생 제2탄**

튼튼한 허리 **지**켜주고
휘어진 허리 **바**로잡고
아　픈 허리 **고**쳐주는

닥터 **지바고**의
허리 업 상담실

튼튼한 허리 지켜주고 휘어진 허리 바로잡고 아픈 허리 고쳐주는
닥터 지바고의 허리 업 상담실

초판 1쇄 인쇄일 | 2020년 9월 17일
초판 1쇄 발행일 | 2020년 9월 24일

지은이 | 박춘근
펴낸곳 | 북마크
펴낸이 | 정기국
편집총괄 | 이헌건
디자인 | 구정남
관리 | 안영미

주소 | 서울특별시 동대문구 왕산로23길 17(제기동) 중앙빌딩 305호
전화 | (02) 325-3691
팩스 | (02) 335-3691
홈페이지 | www.bmark.co.kr
등록 | 제 303-2005-34호(2005.8.30)

ISBN | 979-11-85846-88-0 13510
값 | 17,000원

이 책은 저작권법에 따라 보호를 받는 저작물이므로 무단전재와 무단복제를 금하며,
이 책 내용의 전부 또는 일부를 이용하려면 반드시 저작권자와 북마크의 서면동의를 받아야 합니다.

> 박춘근 원장의
> **튼튼한 허리
> 든든한 인생 제2탄**

튼튼한 허리 **지**켜주고
휘어진 허리 **바**로잡고
아　픈 허리 **고**쳐주는

닥터 **지바고**의
허리 업 상담실

박춘근 원장

메디마크

발간사

'뼈아픈 고통'과 '뼈저린 기억'이
깨끗이 지워지기를…

　어느새 한낮의 따가운 햇살이 가을 햇살로 바뀌었습니다. 코로나19로 전 세계가 비대면의 시대로 접어들고 있지만, 계절의 변화는 어김이 없는 것 같습니다. 바쁜 일상 속에서도 성큼성큼 다가오는 가을의 발길이 반갑습니다.
　하지만 오랜 시간 진료실에서, 수술실에서 환자들을 만나다 보니 계절을 제대로 느끼지 못하는 분들이 참 많다는 사실을 수시로 깨닫곤 합니다.

　'뼈아픈 고통' 때문입니다. 오랜 시간 고통에 시달리다 보니 수시로 바뀌는 계절은커녕 하루하루의 일상이 짜증이고 불만입니다. 특히 아픈 부위가 겉으로 잘 드러나는 곳이 아니다 보니 꾀병을 부리는 것처럼 보이지 않을까 하는 염려 때문에 마음까지 편치 못합니다.

　『튼튼한 허리 든든한 인생』을 낸 지 6년. 적지 않은 시간이 흐르다 보니, 지난 책에서 미처 못다 한 이야기들이 조금씩 쌓였습니다. "찬찬히 읽어보

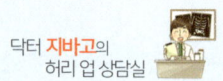

면 다 알겠는데, 그럴 시간이 없어요. 나한테 딱 맞는 증상과 대처법만 좀 알려주시면 안 될까요?" 하는 이야기도 들었습니다. 고민 끝에 『튼튼한 허리 든든한 인생』 후속탄을 내기로 했습니다. 그리고 환자마다 각기 다른 자신만의 고통을 하나씩 찾아볼 수 있도록 'QnA' 방식으로 책의 구성도 바꿨습니다.

　서양 격언에 '신이 모든 곳에 있을 수 없어서 어머니를 만드셨다'는 말이 있습니다. 지난 수십 년 동안 환자들의 고통을 덜어드리기 위해 애쓰는 월스기념병원의 의사 선생님들을 보면서, 저는 '신이 모든 인간의 고통을 덜어줄 수 없어서 의사를 만들었다'는 생각을 해보곤 했습니다. 『닥터 지바고의 허리 업 상담실』은 그렇게 통증 때문에 계절의 변화도 즐기지 못하는 뼈아픈 환자들의 고통을 덜어드리고자 하는 월스기념병원의 마음을 담은 책입니다.

월스를 찾는 환자 여러분들의 '뼈아픈 기억'까지 모두 깨끗이 지워질 수 있기를 기원합니다.

2020년 9월, 가을이 오는 길목에서
박 춘 근 월스기념병원 병원장

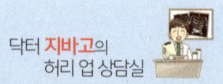

추천사

섬세하면서도 넉넉한 마음으로
척추질환 환자들의 아픔을 위로해주기를

    높은 긴장 속에서 가느다란 신경 줄기 하나하나까지 살펴야 하는 신경외과 전문의들은 남달리 섬세하고 예민하다. 순간의 실수가 자칫 환자의 큰 고통이 될 수 있기 때문이다. 오랜 시간 곁에서 지켜본 박춘근 박사는 신경외과 전문의 특유의 섬세하고 예민한 심성을 그대로 갖추고 있으면서도 환자의 사소한 말 한 마디도 허투루 듣지 않고 차근차근 다시 돌아보는 넉넉함까지 갖춘 분이다. 그야말로 신경외과 전문의의 모범이라 할 수 있다. 길지 않은 진료시간에 최선을 다해 환자와 그 가족의 궁금증을 하나라도 더 자세히 풀어주고자 애쓰는 박춘근 박사의 의지가 『닥터 지바고의 허리 업 상담실』에 고스란히 담겨 있다. 예민하고 섬세하면서도 넉넉한 박춘근 박사의 마음이 오랫동안 고통받아온 척추질환 환자들의 아픔을 따뜻하게 위로해줄 것이라 믿는다.

박 해 관 서울가톨릭의대 신경외과 주임교수

발간사 '뼈아픈 고통'과 '뼈저린 기억'이 깨끗이 지워지기를 _ 004

추천사 박해관 서울가톨릭의대 신경외과 주임교수 _ 007

1부
무엇이든
물어보세요!

1. 아는 만큼 예방할 수 있는 목질환

01 스마트폰 증가와 함께 늘어난 국민 척추질환 : 목디스크 _ 017

02 디스크와 달리 전신 통증과 감각 이상이 나타나면? : 경추관협착증 _ 025

03 힘 빠짐(마비증상)과 운동 이상으로 뇌졸중과 혼동되는 척추질환 :
경추척수병증 _ 033

04 목 건강을 지키고 싶다면 C커브를 유지하라 : 일자목과 거북목증후군 _ 039

05 '담'이 걸린 것으로 오인하지만 통증이 지속되는 근육·근막의 병 :
근막통증증후군 _ 045

06 뼈처럼 굳은 인대가 신경을 눌러 통증과 이상을 부른다 : 후종인대골화증 _ 050

07 머리가 지끈지끈, 원인은 목? : 경추성 두통 _ 055

08 야간 동통의 원인, 척추에도 암이 자란다 : 척추종양 _ 060

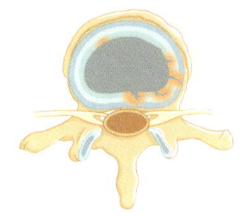

2. 내 몸의 대들보에 문제가 생긴다면? 등·허리 질환

01 백년 허리를 위해 피해 갈 수 없다 : 디스크탈출증 _ 065
02 오래 걷지 못하고 허리가 앞으로 굽는 노인병의 원인 :
   척추관협착증 _ 073
03 통증과 이상 증상이 빠진 척추뼈 때문? : 척추전방전위증 _ 080
04 젊은 나이의 만성 요통 환자라면 눈여겨보자 : 척추분리증 _ 087
05 아침에 통증이 심해진다면? : 디스크내장증 _ 092
06 휘는 허리 심해지는 통증을 멈춰라 : 척추측만증 _ 098
07 척추뼈가 주저앉아 키까지 줄어든다 : 척추압박골절 _ 104
08 꼬부랑 할머니의 고질병 : 척추후만증 _ 110
09 척추에 생기는 관절염 : 척추후관절증후군 _ 116
10 척추가 하나로 붙어 뻣뻣해지는 고통 : 강직성척추염 _ 121

3. 열손가락 깨물어 안 아픈 손가락 없다 관절질환

01 어깨 통증의 대명사 : 오십견 _ 127
02 어깨 힘줄이 망가져 팔을 못 쓰는 질환 : 회전근개파열 _ 133
03 무리한 손 사용이 부른 통증 : 손목터널증후군 _ 138
04 세월을 이기지 못한 관절 이야기 : 무릎퇴행성관절염 _ 143
05 스포츠 외상이 불러온 참사 : 십자인대파열 _ 148

2부
수술, 할 것인가 말 것인가 그것이 문제로다

1. 닭 잡는 데 소 잡는 칼을 쓰랴 비수술 요법

01 비수술 치료법의 장점 _ 155

02 약물치료 _ 158

03 물리치료 _ 162

04 도수치료 _ 167

05 신경주사 _ 168

06 초음파유도주사 _ 171

07 FIMS(기능적근육내자극술) _ 172

08 고주파수핵감압제거술 _ 173

09 미세주삿바늘(MTS needle) _ 175

10 체외충격파 요법 _ 177

11 신경성형술 _ 179

12 풍선확장술 _ 183

13 경막외내시경레이저시술 _ 185

14 추간공내시경레이저소작시술(TELA) _ 187

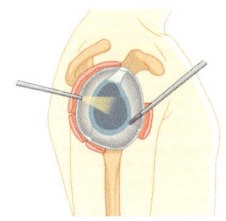

2. 피할 수 없다면 제대로… 수술 요법

01 수술 치료를 선택해야 할 경우 _ 189
02 내시경디스크성형술 _ 191
03 내시경척추관감압술 _ 192
04 현미경후궁절제술 및 디스크제거술 _ 194
05 인공디스크치환술 _ 196
06 현미경종양제거술 _ 199
07 척추유합술 및 고정술 _ 201
08 척추압박골절에 대한 척추유합술 _ 206
09 척추측만증 및 후만증 교정술 _ 208
10 척추체성형술 _ 212
11 수근관신경감압술 _ 215
12 관절내시경 _ 217
13 인공관절치환술 _ 219
14 인대재건술 _ 223
15 유착박리술 _ 224

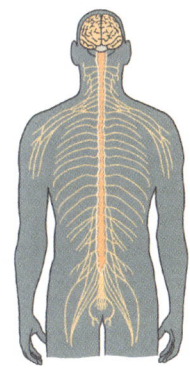

3부
허리 펴는 운동,
척추 살리는 생활법
---

1. 운동법

01 허리를 위한 운동, 독이 될 수 있다 _ 229

02 집에서도 할 수 있다! 허리 튼튼 간편 운동 _ 233

03 집에서도 할 수 있다! 관절 튼튼 간편 운동 _ 240

04 허리를 살리는 체조와 요가 _ 244

2. 생활법

01 목을 건강하게 하는 생활 _ 251

02 허리를 건강하게 하는 생활 _ 262

03 관절을 건강하게 하는 생활 _ 280

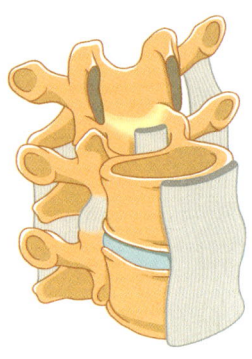

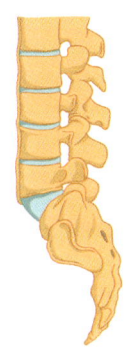

3. 척추 건강에 관한 궁금증 해결 Q&A

01 엑스레이나 MRI 등은 왜 검사하는지 궁금합니다 _ 287
02 수술을 했는데 다시 통증이 찾아왔습니다. 재발일까요? _ 288
03 허리가 아픈데 부부생활은 어떻게 하나요? _ 289
04 아버지가 디스크 환자인데 저도 허리가 안 좋습니다. 유전일까요? _ 290
05 고혈압과 당뇨를 오래 앓아왔는데 수술해도 될까요? _ 291
06 운동을 해도 괜찮은 통증의 강도는 어느 정도인가요? _ 293
07 디스크 수술을 받았는데 여전히 아픕니다 _ 294
08 협착증 수술을 받고 두 달이 지났는데 마비증상이 사라지지 않아요.
　　수술이 잘못된 걸까요? _ 295
09 척추질환은 통증이 사라지면 다 나은 건가요? _ 296
10 척추 건강에 좋은 음식이 따로 있나요? _ 297
11 관절에서 딱딱 소리가 나요. 괜찮은가요? _ 298
12 걸으면 관절염에 좋다는데, 저는 더 아프네요. 어쩌죠? _ 299
13 비가 오면 관절염이 심해지는 이유가 뭔가요? _ 300
14 겨울이 오는 게 두려운 관절염 환자입니다 _ 301
15 관절에는 어떤 음식이 좋을까요? _ 303

**닥터 지바고의
허리 업(UP)
상담실**

1. 아는 만큼 예방할 수 있는 목질환
2. 고래 싸움에 새우 등 터진다 – 등·허리 질환
3. 열 손가락 깨물어 안 아픈 손가락 없다 – 관절질환

1부

무엇이든 물어보세요!

1. 아는 만큼 예방할 수 있는 목질환

01
스마트폰 증가와 함께 늘어난 국민 척추질환 : 목디스크

Q 아이 둘을 키우며 육아휴직 중에 있는 30대 여성입니다. 평소 목이 아팠는데, 요즘은 팔도 아프고 손도 저려요. 팔이 너무 아파 자다가 깨기도 합니다. 손이 저려 집안일을 하기도 힘듭니다. 원인이 뭘까요?

(33세, 여, 주부)

A 불과 얼마 전까지만 해도 목이 아프다고 하면 단순한 근육 뭉침 정도로 여기고 오랫동안 방치하는 분들이 많았습니다. 하지만 스마트폰 증가와 함께 목디스크 진단을 받는 환자가 늘어나면서 '나도 혹시 목디스크?'라며 걱정과 불안을 키우는 분들도 많아진 것 같습니다.

아이 둘을 키우며 육아에 매진하다 보면 운동과 자기 관리가 쉽지 않지요. 여기에다 스마트폰과 전자기기를 많이 사용하신다면, 목디스크가 아닌지 검사를 받아보시길 권합니다. 목디스크를 검사하다 목근육의 염좌나 근막통증증후군으로 진단을 받는 경우도 있습니다만, 목 주변의 근육이 뭉쳐 혈액순환 장애가 생기거나 염증이 발생한 경우 손의 힘이 떨어지는 근력 저하까지는 나타나지 않습니다. 손저림이나 감각 이상 역시 목디스크의 주요 증상이므로 전문가와의 상담을 권합니다.

흔히 '목디스크'라고 부르는 질환은 경추 즉 목뼈 사이사이에 위치한 디스크가 여러 가지 이유로 제자리에서 이탈해 주변 신경을 누르는 질환입니다. 디스크의 의학적 명칭은 추간판으로, 목디스크는 경추간판탈출증이라고도 부릅니다. 처음에는 목이 아프지만 신경이 눌리면서 팔과 어깨의 통증이 나타납니다. 때로는 손저림 증상이 나타나기도 합니다. 심해지면 손과 팔에 힘이 떨어지는 증상이 오기도 합니다.

목디스크가 발생하는 원인은 가장 쉽게는 노화와 관련이 있습니다. 실제 목디스크와 관련된 통증을 호소하며 병원을 찾는 환자 중 50대 이상 중장년층이 60% 이상을 차지합니다.

디스크는 원래 눌린 찹쌀떡과 같은 모양으로, 안에는 팥과 같은 수액이 있고 이를 섬유 테가 감싸고 있는 구조입니다. 질감 역시 찹쌀떡처럼 부들부들하고 말랑말랑합니다. 뼈와 뼈 사이의 충격을 흡수하면서 척추의 유연성을 돕기 위해 최적화된 형태라고 할 수 있죠. 그래서 디스크는 우리가 움직이며 생활할 때는 중력과 몸의 무게를 받아 눌려 있다가, 잠을 자거나 휴식을 취할 때는 원래의 모양으로 돌아갑니다. 그런데 모든 조직이 그렇듯 오래 사용하고 자주 눌린 디스크에는 변형이 찾아옵니다. 시간이 갈수록 수분이 빠져나가 탄력을 잃기도 하고 디스크 외벽에 균열이 생겨 일부가 찢어지기도 합니다. 이러한 디스크의 변화는 목디스크와 허리디스크의 직접적인 원인이 됩니다. 디스크 내부의 수핵이 균열된 틈 사이로 흘러나와 신경을 압박하면 앞서 말씀드린 대로 통증과 함께 감각 이상이 찾아오는데, 이를 '디스크'라고 통칭해서 부르는 것입니다.

그런데 최근 디스크 발병 연령에 눈에 띄는 변화가 생겼습니다. 10대부터

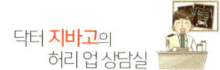

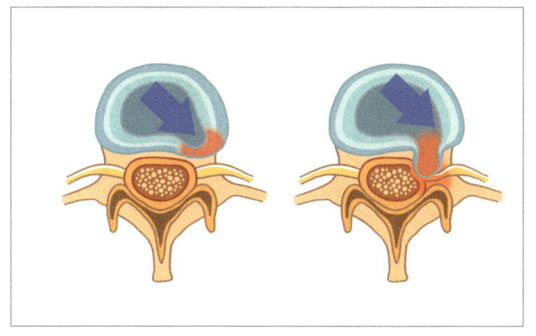
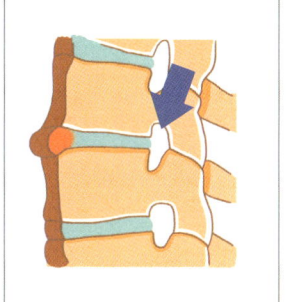

디스크 진행 단계 : 추간판 팽윤 … 추간판 돌출 … 추간판 박리   측면에서 본 디스크 탈출증

30대까지 젊은 환자들의 비중이 눈에 띄게 늘어난 것입니다. 목디스크와 경추통의 경우 2011년부터 2015년 사이 16.6%(2011년 227만 명→2015년 265만 명)가 증가했는데, 10~30대 젊은 층 환자는 이 수치를 넘어 10대는 21.6%(10만 명당 진료 숫자, 2011년 1,084명→2015년 1,318명), 20대는 19.0%(10만 명당 진료 숫자, 2011년 2,895명→2015년 3,466명) 증가했습니다.

그런데 왜 노화와 거리가 먼 젊은 층의 목디스크 환자가 이렇게나 증가한 것일까요?

평상시 목이 견디는 머리의 무게는 일반적으로 볼링공과 비슷한 약 4kg입니다. 그런데 머리가 15도만 앞으로 기울어져도 목에 가해지는 하중은 세 배나 증가합니다. 특히 스마트폰을 볼 때처럼 목이 앞으로 빠져 45도 이상 기울면 목에 가해지는 하중은 20kg 이상으로 커집니다. 2009년 이후 보급된 스마트폰과 각종 전자기기 때문에 우리의 목이 병들고 있는 것입니다.

컴퓨터 모니터를 보기 위해 마치 거북이처럼 등을 구부정하게 한 채 목

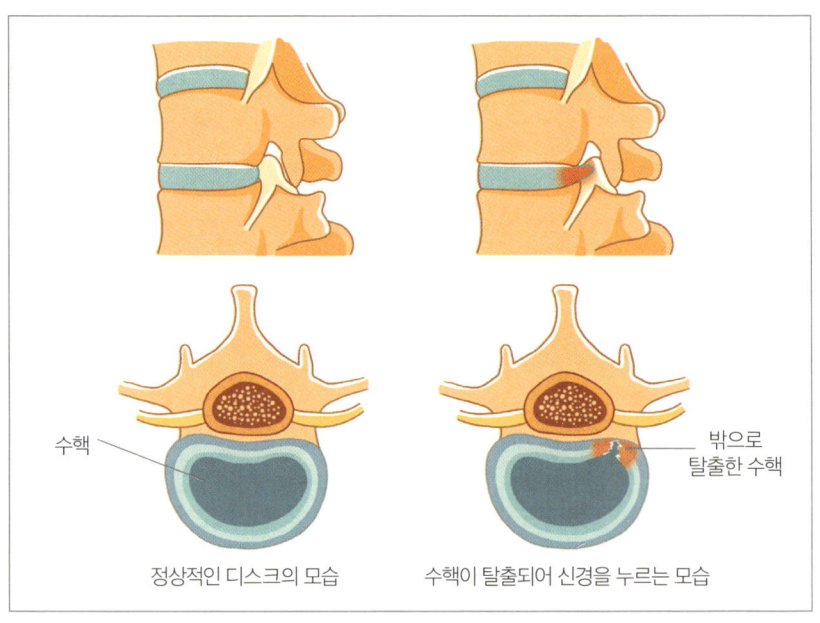

정상 디스크 VS 탈출된 디스크

을 내민 자세를 취하는 직장인들을 쉽게 볼 수 있습니다. 또, 버스나 지하철 등에서는 지나치게 고개를 숙인 자세로 스마트폰을 보는 사람을 흔히 볼 수 있습니다. 이러한 나쁜 자세는 디스크에 가해지는 하중을 키워 노화를 촉진시키고, 목디스크의 발병률을 높입니다.

목디스크는 다양한 증상을 불러옵니다. 처음엔 단순히 목이 뻣뻣하고 당기는 느낌을 받는 것에 그치지만, 시간이 지날수록 통증의 강도가 커지고 어깨나 손으로 통증이 뻗어나가기도 합니다. 이렇게 통증이 한 부위에서 이웃한 조직으로 뻗어나가는 것을 '방사통'이라고 하는데, 신경 압박이 계속될수록 방사통도 커집니다. 나중에는 근력의 저하나 마비증상까지 찾아올 수 있습니다. 우리 몸의 신경은 오랫동안 일정 수준 이상으로 손상이 가해지면 원

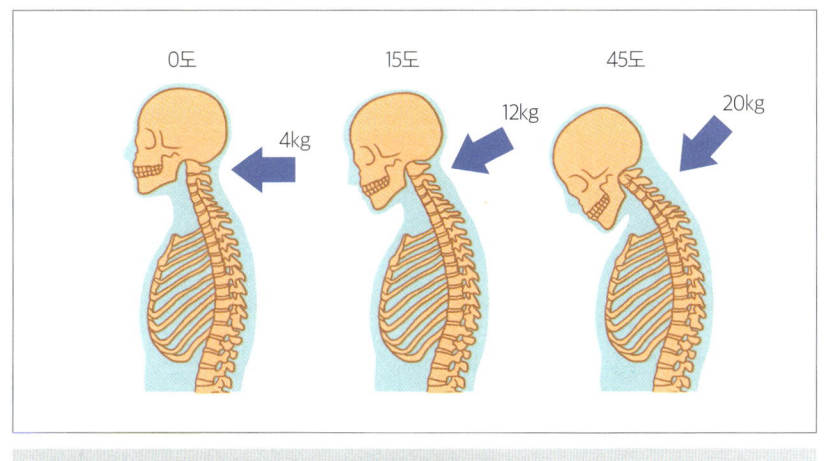

목 굽힘에 따른 하중

상태로 되돌아오기 어렵다는 특성을 갖고 있습니다. 목디스크의 증상들을 방치하면 중추신경의 마비로 호흡곤란, 전신마비 등 치명적인 손상이 찾아올 수 있으므로 되도록 초기에 치료하겠다는 의지가 필요합니다.

목디스크의 자가진단

- 목, 어깨, 팔, 손 등이 아프다.
- 목보다 어깨와 팔이 아프고 저리다.
- 고개를 뒤로 젖힐 때 팔의 통증이나 저림감이 심해진다.
- 어깨를 들어올리기 힘들다.
- 손의 감각이 무뎌지거나 힘이 떨어져 단추 달린 옷을 입거나 젓가락질을 하기가 어렵다.

1) 목디스크 질환과 오십견 구별하기

목과 어깨에 통증이 찾아온다는 이유로 목디스크와 오십견은 혼동하기 쉬운 질환이다. 하지만 목디스크가 목의 디스크에 이상이 생긴 것인 반면 오십견은 '유착성관절낭염'으로 어깨를 싸고 있는 관절낭에 염증이 생긴 것이다. 따라서 두 질환은 팔을 위로 들어올렸을 때 통증 부위를 관찰해 구별할 수 있다.

팔을 위로 올렸을 때 통증이 줄어들면 목디스크일 가능성이 높다. 신경은 목에서 어깨를 거쳐 팔로 내려가는데, 팔을 위로 올리면 당기는 힘이 줄어 통증도 준다. 반대로 오십견은 팔을 위로 들었을 때 염증이 있는 관절낭이 자극을 받아 통증이 심해진다.

2) 목디스크와 근막통증증후군 구별하기

근막통증증후군은 혈액순환장애나 근육 뭉침으로 근육 또는 근육을 싸고 있는 근막에 단단한 통증유발점이 생기고 이것이 활성화되면서 통증이 나타나는 질환이다. 특정 부위에 통증이 생기고 멀리 떨어진 부위에도 연관통이 생긴다.

두 질환을 구분하기 위해서는 고개를 움직여 통증이 오는 부위를 확인해본다. 근막통증증후군의 경우 앞으로 고개를 숙이면 뒷목과 양어깨 부위가 아프다. 그러나 목디스크는 고개를 뒤로 젖히고 아픈 어깨 방향으로 목을 돌리면 신경의 눌림이 더해져 통증도 심해진다. 또 신경이 심하게 눌리면 손과 팔에 힘이 빠져 물컵을 드는 것도 어려워질 수 있다. 반면에 근막통증증후군의 경우 통증 부위가 변할 수 있고 특정 부위를 누르면 통증이 악화된다. 손저림, 팔 방사통은 없다.

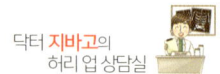

목디스크의 치료법

디스크라는 진단을 받았다고 해서 처음부터 시술이나 수술에 대한 부담을 느낄 필요는 없다. 초기에는 약물치료와 물리치료, 주사치료와 같은 보존적 치료를 하면서 증상이 좋아지기를 기다려본다. 실제 목디스크 환자의 90% 정도는 약물치료와 보존적 치료로 6개월 이내에 증상이 호전된다. 하지만 6개월 정도의 치료에도 통증이 줄지 않고 일상생활에서 불편이 반복된다면 적극적인 치료를 고민해보아야 한다.

1) 비수술 치료

목디스크는 90% 이상이 비수술 치료로 회복이 가능하다. 목디스크에 주로 적용되는 비수술 치료는 고주파수핵감압술, 신경성형술이 있다. 신경성형술은 문제를 일으키는 디스크를 제거하지 않고 디스크가 파열돼 나타나는 염증과 신경 압박을 풀어주는 치료법이다. 비수술 치료이기 때문에 전신마취가 필요하지 않고 15분 정도의 짧은 시간 내에 시술을 마칠 수 있다는 장점이 있다.

고주파수핵감압제거술은 바늘을 통해 디스크 부위에 카테터를 삽입한 다음 고주파로 문제가 되는 디스크를 일부 제거함으로써 디스크의 압력을 줄여주는 시술이다. 이렇게 하면 신경을 압박하는 압력을 줄일 수 있다.

2) 수술적 치료

비수술 치료에도 불구하고 통증과 생활의 불편이 계속될 때는 수술 치료를 고려하게 된다. 특히 팔의 힘이 떨어질 때, 똑바로 걷기 힘들 때, 팔과 다리에 마비와 같은 감각 이상이 올 때는 수술을 고려해보아야 한다.

목디스크에 주로 쓰이는 수술적 치료로는 현미경디스크제거술, 척추유합술, 내시경디스크제거술이 있다. 수술적 치료법들은 문제가 되는 디스크를 직접 제거해 통증과 신경 이상 등의 증상을 근본적으로 해결한다.

내시경디스크제거술은 1cm 내외의 작은 절개를 한 다음 내시경을 이용해 파열되어 있는 디스크 조각을 제거한다. 현미경디스크제거술은 문제가 되는 디스크를 직접 제거하는 치료법으로 안정적인 수술효과를 기대할 수 있다. 디스크 제거 후에는 디스크가 있던 부위에 인공 디스크를 삽입하여 안정성을 준다.

02
디스크와 달리 전신 통증과 감각 이상이 나타나면? : 경추관협착증

Q

40년간 대형차 운전을 해온 60대 남성입니다. 운전을 하면 같은 자세로 오래 앉아 있게 되는데, 팔이 많이 저리고 손발 감각이 떨어진 것 같아요. 다리도 저리고 걷기도 불편합니다. 약간 뒤뚱거리며 걷는 것 같고, 주변에서도 걸음걸이가 이상하다고 말합니다. 사실, 10년 전 허리디스크 수술을 받은 적이 있는데, 허리디스크가 재발한 것일까요?

(65세, 남, 운수업)

A 한번 척추질환을 앓은 분들은 통증이 재발해도, 시리거나 저린 증상이 나타나도 다시 병원을 잘 찾지 않습니다. 이미 진단을 받았다고 생각하기 때문입니다. 급기야는 '치료를 했는데 그때뿐이고…'라고까지 하십니다. 이런 모습은 안타깝습니다. 우리는 감기에 걸리면 증상이 나타나는 대로 치료를 합니다. 감기가 오래 가면 다른 질병일 수도 있다고 생각하고 각종 검사를 받기도 합니다. 척추질환도 마찬가지입니다. 증상이 나타나면 증상을 치료하기 위해, 그리고 다른 질환이 생긴 것은 아닌지 확인하기 위해 병원을 찾아야 합니다. 오래도록 증상을 방치해서 호미로 막을 일을 가래로 막는 일

이 생기지 않도록 해야 합니다.

   상담을 원하신 분이 현재 어려움을 느끼는 증상은 통증과 시린 느낌으로 보입니다. 오랫동안 앉아서 일하는 직업의 특성상 척추 건강에 무리가 있어 보입니다. 10년 전 허리디스크 수술을 받은 것도 직업의 영향이 컸을 것으로 생각됩니다. 그런데 이번에는 목에도 통증이 찾아오고, 저린 증상이 전신에 나타나고 있습니다. 이러한 증상으로 보아 허리디스크와는 다른 척추 질환이 의심됩니다.

   흔히 알려져 있듯 뇌에서 몸으로 가는 모든 신호는 경추 즉, 목을 지나게 됩니다. 우리 몸의 주요 신경은 뇌에서 척추뼈를 따라 아래로 내려가면서 중간중간에 잔가지들을 내보내 온몸으로 뻗어나갑니다. 흡사 인삼과 같은 모양을 연상시킵니다. 뇌에서 내려오는 긴 꼬리와 같은 척수는 중추신경입니다. 인삼의 몸통에 해당하는 부분입니다.

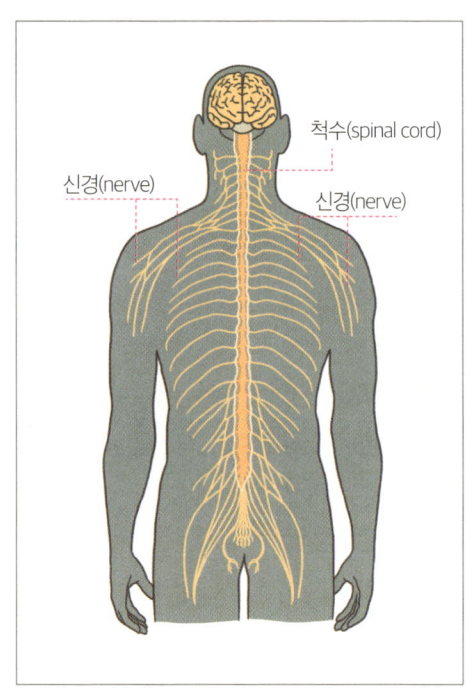

   목은 신경이 뇌에서 나와 바로 통과하는 중요한 길목입니다. 때문에 의사들은 "목을 다치는 것은 허리를 다치는 것보다 배 이상 위험하다"라는 말을 자주 합니다. 허리를 다치면 양발 등 하지에만 문

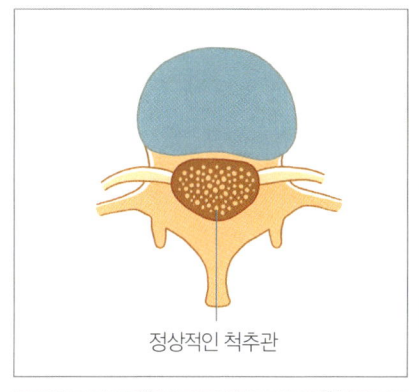
정상 척추관의 모습

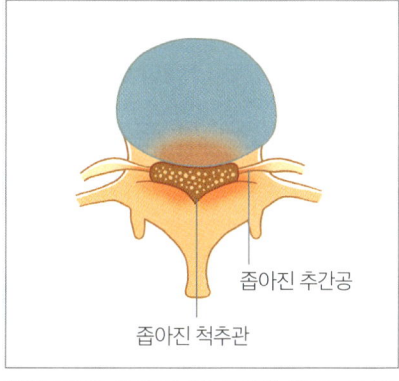
척추관협착증 발생 모습

제가 생기지만, 목을 다치면 양팔을 포함해 사지에 문제가 생기기 때문입니다. 게다가 목은 허리보다 척수가 통과하는 공간 자체가 작습니다. 척수신경은 지름 1cm부터 동전 크기 정도의, 아주 작은 공간을 통과합니다. 목 건강의 중요성을 새삼 느끼게 되는 대목입니다.

목과 허리에 통증과 함께 저린 증상이 찾아왔고, 팔다리에도 같은 저린 증상이 나타난다면 경추관협착증을 의심해볼 수 있습니다. 경추관이란 목 부분의 척추관을 말합니다. 앞서 설명한 대로 뇌에서 나온 척수신경은 척추를 타고 아래로 내려가는데, 척수신경이 이동하는 통로가 척추관입니다. 여러 가지 이유로 척추관이 좁아지면 척수신경은 압박을 받을 수밖에 없습니다.

'협착증'이라는 병명에서 '협착'은 "기계의 움직이는 부분 사이 또는 움직이는 부분과 고정 부분 사이에 신체 또는 신체의 일부분이 끼이거나 물리는 것"입니다. 신경의 입장에서 보면 척추관이 좁아지면서 척추관에 끼이는 상황이 됩니다. 경추관협착증이란 이렇게 경추관이 좁아지면서 신경이 눌리는 질환입니다.

　나이가 들면 자연스럽게 신경의 통로인 척추관이 좁아질 수 있습니다. 노화가 진행되면 척추 디스크의 높이는 낮아지고 척추뼈는 두꺼워집니다. 관절까지 두꺼워지고, 오랜 관절 운동으로 흔히 가시뼈라고 하는 골극이 자라기도 합니다. 또한 신경 주변에 있는 인대도 두꺼워집니다. 자연스럽게 척추관은 좁아질 수밖에 없습니다. 선천적으로 척추관이 좁게 태어난 사람들은 비교적 이른 시기인 30대 이후에 뼈와 인대가 변화하면서 증상이 나타나기도 합니다.

　이렇게 신경이 눌리면 어떤 증상들이 나타날까요? 앞서 말씀드린 대로 신경에는 감각신경과 운동신경이 있습니다. 감각신경이 눌리면 팔과 손이 저리고 감각 이상이 찾아옵니다. 감각이 무뎌지거나 평소 느끼지 못했던 이상한 감각을 느끼기도 합니다. 목과 팔이 아프고 저리고 시리기도 하지요. 운동신경이 눌리면 팔과 다리에 힘이 빠지고 젓가락질이나 단추 채우기 등도 힘들어집니다. 다리에 힘이 빠지면 술에 취한 듯 비틀거리기도 하고 걷는 것이 힘들어집니다. 신경 손상이 심각해지면 대소변 장애가 찾아오기도 합니다.

　흔히 여기까지 설명을 하면 똑똑한 환자들은 이런 질문을 합니다.

　"선생님 목디스크도 신경이 눌려서 비슷한 증상이 나타나지 않습니까?"

　맞습니다. 목디스크 역시 디스크가 빠져나와 신경을 누르면서 비슷한 증상들이 나타납니다. 그러나 경추관협착증은 신경을 누르는 요인이 디스크 물질이 아니라 인대, 뼈, 관절 등의 비대해진 조직이라는 차이점이 있습니다. 때로는 목디스크가 경추관협착증으로 진행하는 경우도 있습니다. 목디스크와 경추관협착증은 치료해야 하는 대상과 치료 방법에 약간의 차이가

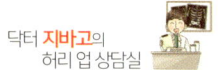

있습니다.

앞서 설명한 대로 경추관협착증의 초기 증상은 목 부위의 통증, 어깨와 양팔의 통증, 양팔의 운동능력과 감각의 이상 등입니다. 이 시기에 치료를 제대로 하지 않으면 호전과 재발을 반복하다가 수개월 또는 수년에 걸쳐 증상이 악화됩니다. 목에는 어깨와 팔로 가는 신경뿐 아니라 다리까지 가는 신경이 모두 지나기 때문에 진행이 될수록 전신에서 증상이 나타날 가능성이 높습니다. 급기야 상하지의 근력 저하나 마비증세 등이 나타날 수 있으므로 초기 진단과 치료가 중요합니다.

경추관협착증 자가진단

- 목이 아프고 팔과 손이 저리다.
- 목을 포함해 온몸이 시릴 때가 많다.
- 숟가락질과 단추 채우기 등이 힘들다.
- 다리에 힘이 빠지면서 비틀거린다.
- 팔과 다리에 전기가 오는 듯한 방사통이 있다.
- 감각이 무뎌지거나 시린 감각 등 이상 감각이 발생할 수 있다.
- 소변이 시원하게 나오지 않을 때가 있다.

1) 경추관협착증과 목디스크 구별하기

척추관협착증은 목의 척추관이 좁아지면서 신경을 압박해 통증이 나타나는 질환으로, 대개 퇴행성 변화로 증상들이 천천히 진행된다. 목의 통증과 저림 증상, 운동장애가 나타나며 시간이 지날수록 통증이 심해진다.

이와 증상이 유사한 목디스크는 외상이나 노화로 발생하는 경우가 많고 디스크의 수핵이 빠져나와 신경을 압박해 통증이 발생하는데, 비교적 증상이 빠르게 진행된다.

두 질환 모두 팔과 손의 저림 증상이 나타난다. 그러나 경추관협착증은 팔과 손은 물론 어깨나 다리 등 여러 부위에서 증상이 나타나는 것이 특징이다. 환자 스스로는 경추관협착증과 목디스크탈출증을 구별하기 어려울 수도 있으므로 전문의의 진단을 받는 것이 안전하다.

2) 장시간 운전과 스마트폰 사용자는 요주의!

과거에 경추관협착증은 퇴행성 척추질환으로 여겨졌다. 나이가 들면 누구나 걸릴 수 있는 질환으로, 50~60대에 시작돼 증상이 나타난다고 여겼다. 그리고 협착증이 발생하는 부위 역시 신체의 노화로 인해 비교적 넓은 범위인 허리에서 증세가 나타나는 경우가 많았다. 하지만 최근에는 장시간 운전, 컴퓨터와 스마트폰의 사용 시간 증가로 경추관협착증 환자도 빠르게 늘고 있다. 목을 굽히고 있거나 일자로 오래 유지하는 활동들은 대부분 경추관의 노화를 촉진시킨다고 생각하고 주의해야 한다.

경추관협착증 치료법

초기에는 소염진통제를 이용한 약물치료, 물리치료, 주사치료, 재활운동치료 등의 다양한 방법으로 증상을 완화시킬 수 있다. 그러나 증상을 오랜 시간 방치하면 보존적 치료법으로 증상을 호전시킬 수 없을 만큼 심한 통증이 발생한다. 이때는 비수술·수술 치료법으로 증상을 없애고 완치를 목표

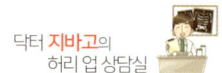

로 치료에 집중해야 한다.

1) 비수술 치료

경추관협착증의 대표적인 비수술 치료법은 경막외신경차단술(신경주사치료법)과 신경성형술이 있다. 신경차단술은 주사기로 문제가 있는 신경가지 근처에 약제를 주입하는 것이다. 이를 통해 신경가지에 생긴 염증을 제거하기도 하고 투여된 약제가 어떻게 반응하는지 살필 수도 있다. 주로 염증의 초기 단계에서 큰 효과를 볼 수 있다.

신경성형술은 부분마취 후 방사선 영상장치를 보면서 미세 카테터(지름 1mm의 주삿바늘)를 접근시켜 병변 부위에 효소제, 스테로이드계 약물, 염증물질이 배출되도록 하는 고장성 식염수를 직접 투여하는 방식으로 경추관협착증을 치료한다. 약제는 병변의 염증을 씻어내고, 흉터 조직과 유착을 녹여내 척추관을 넓혀주고, 신경의 흐름을 원활하게 해준다. 깊은 병변 부위까지 시술이 가능하다는 장점이 있다. 시술은 대부분 10~30분 사이로 진행되고, 회복도 빨라 당일 퇴원이 가능하다. 하지만 중증 경추부협착증의 경우에는 시술로 증상의 호전을 보이기 어려울 수도 있다.

2) 수술적 치료

경추관협착증은 심해지면 마비증상과 함께 대소변 장애, 균형감각 이상이 발생한다. 사지마비 등이 나타나거나 가벼운 외상임에도 불구하고 중증 마비증상이 발생할 수도 있다. 이 때문에 응급실을 찾는 환자의 경우 긴급 수술을 하기도 한다. 수술을 통해 경추관이 확장되면 신경이 풀리면서 저리고 시렸던 증세는 사라지고, 신경의 회복에 따라 통증과 마비도 서서히 없어진다.

수술은 신경을 누르는 원인을 제거해주거나 공간을 확보해 신경 압박이 해소될 수 있도록 진행된다. 현미경디스크제거술 및 유합술, 현미경후궁성형술 등이 있다.

현미경디스크제거술은 디스크와 협착증이 함께 온 경우, 디스크로 인해 협착증이 악화된 경우에 시행한다. 후궁성형술은 척추관을 둘러싸고 있는 뒤쪽 뼈인 후궁을 절제하지 않고 들어올려 좁아진 신경통로를 확보하는 치료법이다. 척추유합술은 신경을 누르는 병변을 제거하기 위해 척추뼈 일부와 디스크를 제거할 때 안정성을 유지하기 위해 실시한다.

현미경으로 디스크를 제거한 이후 운동성이 없는 인공디스크나 뼈조직을 삽입하여 골유합술을 진행한다. 경추의 운동성을 보존하는 인공디스크 치환술은 협착증인 경우에는 잘 시행하지 않으나 협착증 부위가 한 부위이거나 환자의 나이가 젊을 경우에 시행한다.

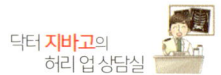

03
힘 빠짐(마비증상)과 운동 이상으로 뇌졸중과 혼동되는 척추질환 : 경추척수병증

Q

이제 칠순을 갓 넘긴 노인입니다. 생각해보면 20~30년 전부터 이상하게 몸에 힘이 빠지기 시작했던 것 같습니다. 나이가 들면 으레 그러려니 하고 차일피일 병원 가기를 미뤄왔습니다. 그런데 어느 날부터인가 단추를 잠그거나 젓가락질을 하는 것이 힘들어졌습니다. 자꾸 힘이 빠져 느려지고 힘들어집니다. 혈액순환장애인가 싶어서 관련 검사도 받아봤는데 이상이 없습니다. 주변에서 뇌졸중이란 이야기를 듣고 뇌 검사도 받아봤는데, 이상이 없다고 하네요. 무슨 진료를 받아야 할까요? (72세, 남)

A 가끔 환자들을 보면서 '사람은 참 적응을 잘하는 동물'이라는 생각이 듭니다. 한번은 몸이 기우뚱하니, 한 다리를 절룩거리며 병원을 찾은 환자에게 "왜 이제야 병원을 오셨어요?"라고 여쭤본 적이 있습니다. 환자는 멋쩍게 웃으며 "사는 데 지장이 없더라고요"라고 대답하셨습니다. 몇 년 동안이나 불편한 다리에 적응하면서 사셨던 것이지요. 하지만 의사 입장에서는 '환자의 적응'이 달갑지만은 않습니다. 질병에 적응하고 살 수는 있지만,

병이 중증으로 진행될 경우에는 치료가 어렵고, 치료 후에도 후유증이 남을 수 있기 때문입니다. 삶의 질을 떨어뜨리는 질병을 방치하지 마시기를 거듭 당부 드립니다.

3~4년 전부터 증상이 오랜 기간에 걸쳐 나타났고, 주요 증상은 손과 전신의 힘 빠짐과 감각 둔화라고 이야기했습니다. 목디스크의 통증과 저림 증상은 나타나지 않는 상황입니다. 혈액순환 관련 검사를 받았는데도 이상이 없었다면, 경추척수병증이 아닌가 생각됩니다.

경추척수병증의 주요 증상은 손에 둔한 감각 이상이나 저린 듯한 느낌입니다. 자칫 뇌의 질환으로 혼동하기도 합니다. 손의 세밀한 동작이 어려워져서 젓가락질이나 단추를 채우는 동작이 어색해지고, 다리를 옆으로 넓게 벌려서 걸을 정도로 몸의 균형감각이 나빠져 뇌졸중과 같은 뇌 관련 질환으로 오인받기도 합니다. 하지만 뇌졸중은 보통 한쪽 팔과 다리에 마비증상이 나타나고 어지럼증과 언어장애 등이 동반되는 반면 경추척수병증은 보행과 손동작에 어려움을 느끼기는 하지만 양쪽 팔과 다리에 동일하게 증상이 나타난다는 차이가 있습니다.

다리에 둔한 감각이나 저린 느낌이 있어서 디스크와 비슷하게 느껴지기도 하지만 이 역시 차이점이 있습니다. 목디스크는 일반적으로 경추에서 손으로 가는 말초신경이 눌리는 것이지만 경추척수병증은 중추신경이 눌리고 있어 증상이 다릅니다. 중추신경이 눌리고 있기 때문에 물리치료나 약물치료로는 잘 호전이 되지 않고 가벼운 외상에도 심한 마비증상을 일으킬 수 있습니다. 간단히 요약하자면 경추척수병증은 목의 통증은 별로 없고 손 저림 증상도 목디스크처럼 심하지는 않습니다. 목디스크와는 달리 몸의 균형

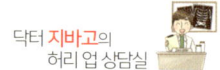

	경추척수증	목디스크	뇌졸증
발병 원인	목뼈 뒤쪽의 인대가 붓고 돌처럼 딱딱하게 굳어 발생	목뼈와 목뼈 사이에 있는 디스크 한쪽이 튀어나와서 발생	뇌혈관이 막히거나 터져서 발생
증상	양쪽 팔·다리가 저리거나 마비. 젓가락질이 불편, 갈지(之)자 보행 등	한쪽 손·팔이 저리거나 마비, 목 통증 등	한쪽 팔·다리가 저리거나 마비, 어지럼증, 언어장애 등

이상으로 보행이 어려워지는 것도 특이 증상이라 하겠습니다.

경추척수병증은 척추관 내 공간이 좁아져 중추신경이 압박을 받는 질환입니다. 경추관협착증에서 설명한 대로 척추와 함께 아래로 내려가는 신경은 크게 두 가지로 나뉩니다. 척추와 함께 뇌에서 꼬리뼈로 내려가는 중추신경인 척수와 좌우로 뻗어나간 척추신경(신경근)입니다. 중추신경인 척수는 목에서 엉치까지 척추의 몸통뼈 뒤를 따라 아래로 내려오는 구조입니다. 운동신경, 감각신경이 포함돼 있습니다. 어떤 원인에 의해서든 척수가 눌리면 팔다리로 가는 운동신경에 이상이 생기거나 마비가 옵니다. 이와 달리 가지로 비유되는 척추신경이 눌리면 저리거나 시린 등의 감각이상 증세와 근력 약화가 주로 나타납니다.

중추신경의 척수가 손상을 입는 원인은 대체로 퇴행성, 염증성, 혈관성으로 구분할 수 있습니다. 추간판이 중앙에서 빗겨나 척수신경을 누르는 경우, 인대가 딱딱하게 굳어서 척수를 압박하는 경우 퇴행성으로 설명합니다. 염증성 척수병증과 혈관성 척수병증은 드물게 보고됩니다. 염증성 척수병증은 가끔 바이러스 및 세균이 척수에 침입하여 염증반응을 유발하는 질환이고, 혈관성 척수병증은 혈액을 공급하는 혈관이 막혀 갑작스럽게 양측 다리 마비와 척수 쇼크가 나타나는 질환입니다.

경추척수병증의 증상은 앞서 설명한 대로 목디스크 혹은 혈관질환을 의심할 정도로 비슷합니다. 손놀림이 느려지고 팔의 근력이 약화됩니다. 물건을 자기도 모르게 떨어뜨리기도 하고 주먹을 쥐었다 펴는 게 잘 되지 않습니다. 걸을 때 다리가 휘청거리거나 떨림 증상이 나타나기도 합니다. 이러한 증상을 오래도록 방치하면 상태는 점차 나빠집니다. 몸에 힘이 빠지고 마비증상이 찾아오면 결국 독립적인 생활이 어려워집니다. 경추척수병증을 가볍게 넘기지 말아야 하는 이유입니다.

"긴 병에 효자 없다"라는 옛말이 있습니다. 보행도 어려워지고, 손의 사용이 어려워지면 결국 누군가의 도움 없이는 일상생활이 불가능한 상태에 놓입니다. 그대로 방치하면 본인은 물론 주변 사람들의 삶에도 큰 영향을 미칩니다. 조기에 적절한 치료를 해서 손과 발의 기능을 가능한 한 많이 유지하는 것이 관건입니다.

경추척수병증은 수술이 최선인 질환 중 하나입니다. 목디스크의 경우에는 대개 물리치료, 약물치료로 증상이 호전되고, 수술까지 필요한 경우는 전체 환자의 10% 내외입니다. 하지만 경추척수병증은 가능한 한 빨리 적절한 치료를 받지 않으면 상태가 급격히 나빠집니다.

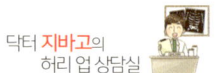

경추척수병증 자가진단

- 손놀림이 느려지고 부자연스럽다.
- 팔의 근력이 약화됐다.
- 걸을 때 다리가 휘청거리거나 발이 끌린다.
- 대소변 장애가 있다.
- 주변에서 뒤뚱거리며 걷는다는 이야기를 듣는다.
- 사지의 감각이 이상하다.

1) 목디스크로 오인하지 말아야 할 경추척수병증

경추척수병증은 방치하면 예후가 좋지 않은 질환이다. 단순히 디스크로 생각하고 적극적인 치료를 하지 않으면 극단적인 상황이 닥쳐올 수 있으므로 주의가 필요하다.

목디스크는 말초신경을 압박하지만 경추척수병증은 중추신경을 압박한다. 때문에 목디스크는 목의 통증이나 손 또는 팔의 저림이 주요 증상이지만, 경추척수병증은 손에 힘이 빠지고 손동작이 매우 둔해진다. 목디스크는 약물치료나 물리치료 등 보존적 치료를 우선으로 하지만 경추척수병증은 가능한 한 수술로 치료해야 하는 것도 큰 차이점이다.

2) 뇌졸중과 경추척수증 차이점 알기

뇌졸중은 혈관이 막히거나 터져서 생기는 질환이다. 보통 한쪽 뇌에서 나타나기 때문에 한쪽 팔과 다리가 저리고 마비증상이 나타난다. 어지럼증과 언어장애가 따라오는 경우도 흔하다. 반면 경추척수증은 어지럼증과 언어장애는 동반하지 않는다. 척수신경의 눌림으로 인한 증상이기 때문에 힘이 빠지거나 감각이 둔해지는 것이 주요 증상이다. 비슷한 증상으로 뇌졸중을 의심했다가 이상 소견이 나오지 않는다면 지체없이 척추 전문병원을 찾아 경추척수병증 진단 검사를 받아보기를 권한다.

경추척수병증 치료법

경추척수병증은 아주 오랫동안 신경이 눌려서 생기는 증상이기 때문에 자연 호전을 기대하기 어렵다. 확진을 받았다면 수술적 치료로 신경의 압박 수위를 낮춰주는 것이 바람직하다. 수술을 하더라도 상태가 많이 진행된 경우에는 즉각적으로 모든 증상이 사라지지는 않는다. 오랜 기간 눌려있던 신경이 수술 후 회복할 시간이 필요하고, 서서히 좋아지기 때문에 조급하지 않게 재활에 힘써야 한다.

약물치료와 신경주사, 보조기를 이용한 운동제한은 초기에 보조적으로 시행한다. 수술적 치료는 척수를 누르고 있는 부분을 제거하거나 척수에 공간을 제공해 신경이 원활하게 작동할 수 있도록 돕는 형태로 진행된다. 적용되는 수술법은 척추협착증을 해소하는 치료법과 유사하다.

질환 부위가 2개 이하인 경우에는 전방으로 접근하여 디스크, 인대를 제거하고 유합하는 골유합술을 시행한다. 3개 부위 이상일 경우에는 신경통로를 넓혀주는 후궁확장술이나 후궁제거술을 시행하여 눌린 신경을 풀어준다.

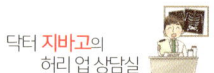

04
목 건강을 지키고 싶다면 C커브를 유지하라 :
일자목과 거북목증후군

Q

올해 고3이 되는 아들녀석 때문에 걱정입니다. 목이 쭉 앞으로 나와 있는데, 자세를 바로 잡으라고 잔소리를 해도 통 먹히지 않습니다. 요즘은 인터넷 강의다, 동영상 강의다 해서 휴대폰과 컴퓨터 없는 공부도 되지 않는다고 합니다. 가뜩이나 공부하느라 스트레스도 많이 받는데 목까지 아프다고 해서 걱정이 이만저만이 아닙니다. 잔소리 말고 도움되는 방법이 없을까요? (52, 여, 주부)

A 요즘은 어느 곳에서나 쉽게 컴퓨터를 사용할 수 있습니다. 집이나 학교는 물론 카페나 공공기관에도 공용 컴퓨터가 준비되어 있습니다. 그만큼 컴퓨터 사용시간이 늘었습니다. 게다가 최근에는 스마트폰에다 태블릿까지 다양한 IT제품이 출시되어 있습니다. 2017년 기준, 우리나라 인구가 5,100만 명인데 스마트폰 인구가 4,000만 명이라고 하니 글을 읽고 쓸 줄 아는 사람은 모두 다 스마트폰을 가지고 다닌다고 봐도 무방할 것 같습니다.

그런데 이렇게 컴퓨터와 스마트폰이 보급되면서 급속도로 빨리 환자가 늘어나는 질환이 하나 생겼습니다. 바로 'VDT증후군'입니다. 증후군이란 어떤 질병이 2가지 이상의 징후를 나타내는 특징이 있을 때 사용하는 말입니다. 동일 환자에게 일어나기 쉬운 징후의 조합이 있을 경우 '~증후군'으로 이름을 붙이는 것이지요. VDT란 Visual Display Terminals의 약자로, 영상표시단말기라고도 합니다. 대표적인 것이 컴퓨터입니다. VDT작업이란 말도 있는데, 모니터 앞에서 키보드나 마우스, 프린터 등을 이용해서 업무를 처리하는 모든 작업을 말합니다. 컴퓨터와 스마트폰 등 영상기기를 장시간 이용해서 생기는 질환을 통틀어 VDT증후군이라 합니다.

이 때문에 VDT증후군은 일명 '컴퓨터병'이라 불립니다. VDT증후군은 목이나 어깨 결림 등의 경견완증후군과 근골격계 증상, 눈의 피로와 이물감, 피부 증상, 정신신경계 증상 등이 포함됩니다. VDT증후군의 대표적인 증상이 바로 거북목증후군입니다. 일자목, 거북목, 역C자형 목 등이 이에 속하는데, 모두 목의 부담을 가중시킵니다.

목의 C자에 대해 한 말씀 드리고 가야겠습니다. 흔히 아름다운 몸매를 S자 몸매라고 이야기하는데, 건강한 몸매 역시 S자 몸매라고 할 수 있습니다. 목과 허리는 특히 이 커브를 잘 유지하는 것이 곧 건강의 척도라고 할 수

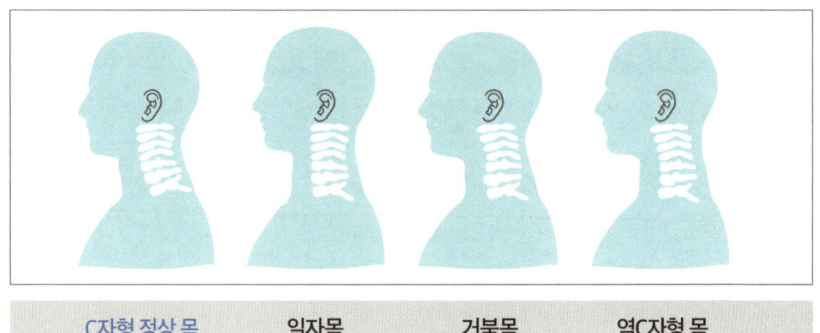

| C자형 정상 목 | 일자목 | 거북목 | 역C자형 목 |

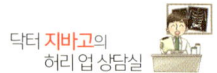

있습니다. 인간의 목과 허리는 C자로 완만한 곡선을 이루도록 만들어졌습니다. 목의 C자 곡선이 가슴의 역C자 곡선과 이어지고 다시 허리의 C자 곡선으로 연결되면서 완만한 S자 곡선을 이루게 됩니다. 이 모양은 인체의 신비와 관련이 있습니다.

태어난 지 얼마 안 된 아기들은 목을 가누지 못합니다. 그러다 2~3개월쯤 되면 목을 가누기 시작하는데, 이때 아기 목의 뒷근육이 발달하기 시작하면서 점차 몸의 C자 곡선이 완성됩니다. 인체가 목의 뼈를 굳이 C자로 맞추는 것은 다양한 이점이 있기 때문입니다. C자형 곡선은 4~7kg이나 나가는 머리의 무게를 여러 방향으로 분산시켜줍니다. 덕분에 머리를 받치고 있는 목이 아프지 않습니다. 더구나 C자형 곡선은 용수철처럼 탄성을 가지고 있어 일자형일 때보다 목의 내구성을 강하게 해줍니다. 몸이 받는 충격과 진동이 그대로 뇌로 전달되지 않고 C자형 곡선에서 한 번 흡수됩니다. 이 덕분에 뇌를 담고 있는 머리를 안전하게 받치고 설 수 있는 것입니다. 이 같은 원리는 허리의 C자형 곡선에도 그대로 적용됩니다. 무게를 분산시켜주고 충격을 흡수하는 C자 곡선이 잘 유지되고 몸의 S자가 변형되지 않아야 통증에서 자유로운 건강한 몸을 유지할 수 있습니다.

그런데 거북목증후군이라고도 불리는 일자목증후군은 C자 곡선을 그려야 할 목뼈가 1자 또는 역 C자로 변형되는 증상을 보입니다. 그럼 목과 머리는 어떻게 되겠습니까? 목이 무게를 분산하거나 충격을 흡수하지 못하면 이 긴장과 스트레스가 그대로 머리와 목, 어깨까지 퍼져갑니다. 목덜미의 당김, 통증은 물론 어깨 통증과 팔 저림, 두통이 발생하기도 합니다. 지속적으로 일자목이나 거북목 상태가 유지되면 근육통과 피로감으로 일상생활이 힘들어지는 것은 뻔한 이치입니다.

목이 아픈 대부분의 원인은 긴장과 염좌 때문입니다. 근육의 이상이 나타나는 경우는 '긴장', 인대 혹은 관절에 인상이 있는 경우는 '염좌'로 통칭합니다. 심한 교통사고나 접촉사고 등의 외상으로 목 근육과 인대에 손상을 받거나, 나쁜 자세에 의해 만성적인 피로가 쌓이는 경우가 대부분입니다. 이러한 긴장과 염좌가 장시간에 걸쳐 반복되면 거북목증후군에서 목디스크와 같은 다른 질병으로 나아가게 됩니다. 거기다 거북목증후군으로 목이 약해진 상태에서 외부 충격을 받으면 불면증과 만성피로 등이 생겨 여러 가지 합병증이 찾아오기도 합니다.

모든 병이 그러하듯 목질환 역시 발병하기 전에 예방하는 것이 최선입니다. 바른 자세는 모든 척추질환을 막는 1조 1항의 법칙입니다. 하지만 현실적으로 과도한 업무와 스마트폰 사용으로 바른 자세를 유지하기가 쉽지 않습니다. 일상에서부터 습관과 자세를 바꾸면서 건강이라는 인류지대계를 완성하는 수밖에 없습니다. 거북목증후군이 지속될 경우 디스크탈출증이 발생할 가능성이 높아지게 됩니다.

거북목증후군 자가진단

- 🔺 목을 뒤로 젖히기 힘들고 평소에 쉽게 피로해진다.
- 🔺 서 있는 자세를 옆에서 봤을 때 어깨보다 머리가 5cm 이상 나와 있다.
- 🔺 목과 어깨가 뻣뻣하고 결리는 느낌과 통증이 있다.
- 🔺 등이 굽고 목이 앞으로 빠진다.
- 🔺 머리가 항상 무겁고 아프다.

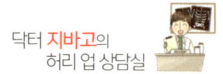

1) 거북목 예방을 위한 바른 자세

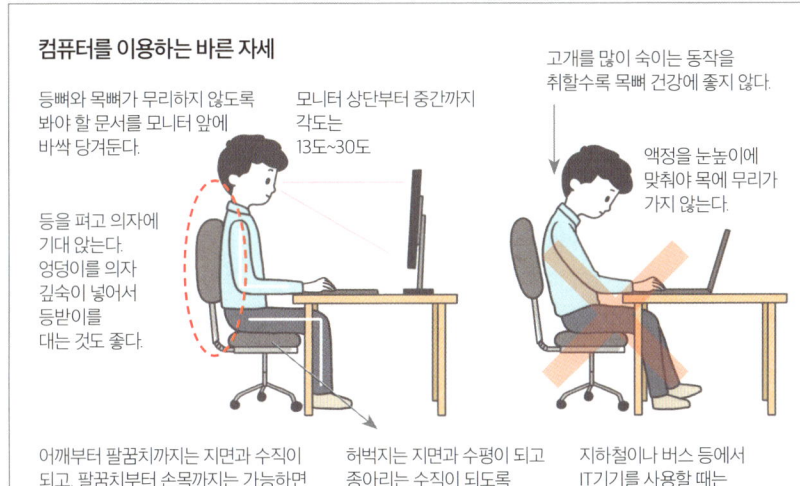

1. 엉덩이는 의자 끝으로 당겨 앉는다.
2. 허리 부분은 자연스러운 곡선이 되도록 한다.
3. 모니터는 가능한 한 눈높이와 나란히 둔다.
4. 얼굴을 내밀지 않게 등받이에 등을 붙이고 앉는다.
5. 배에는 약간의 힘을 주어 자세를 바로 잡는다.

2) 거북목 예방을 위한 3분 스트레칭

● 목 젖히기

1. 목 뒤에 얇은 수건(혹은 손깍지)을 두른다.
2. 앞으로 당기며 목을 중심으로 고개를 뒤로 젖힌다.
3. 5초간 자세 유지 후 다시 정면을 본다.
4. 10회 실시한다.

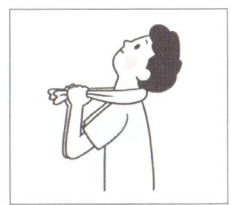

● 으쓱으쓱 운동

　　1. 손목을 위로 꺾고 팔꿈치를 쭉 편다.
　　2. 마시는 숨에 어깨를 귀까지 끌어올린 후 5~7초 유지한다.
　　3. 어깨가 떨릴 때까지 자세를 유지한다.
　　4. 내쉬는 숨에 어깨를 떨어뜨린다.

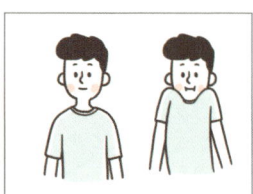

● 앞목 늘리기

　　1. 손을 편 채로 마주 댄다.
　　2. 두 엄지손가락으로 턱을 받쳐준다.
　　3. 턱을 천장을 향해 밀면서 올려준다.
　　4. 5초간 자세 유지 후 2회 반복한다.

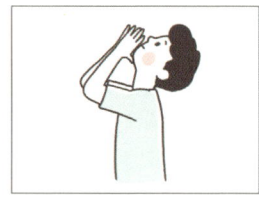

● 목근육 강화운동

　　1. 목과 허리를 바로 세운다.
　　2. 손바닥을 포개어 앞이마에 대준다.
　　3. 손바닥과 이마를 서로 저항시킨다.
　　4. 10초간 자세 유지 후 3회 반복한다.

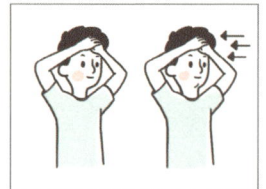

거북목증후군 치료법

　거북목증후군은 미미한 퇴행성 변화나 나쁜 자세로 인한 경우 물리치료와 운동치료만으로도 좋은 효과를 볼 수 있다. 주사치료와 도수치료를 포함한 운동치료와 체외충격파를 통해 목의 힘줄을 강화시켜 머리를 효과적으로 지탱할 수 있도록 하고, 목을 교정해준다.

　병원에서의 치료도 중요하지만 유산소운동, 스트레칭 등 평소 자기관리도 중요하다.

05
'담'이 걸린 것으로 오인하지만 통증이 지속되는 근육·근막의 병 : 근막통증증후군

Q 몇 주 전부터 담에 걸려서 잘 낫지 않습니다. 목과 어깨가 뻣뻣하고 쑤셨는데, 일주일 전쯤 못을 박으면서 망치질을 좀 하고부터는 두통까지 찾아올 지경입니다. 보통 담에 걸리면 진통제를 먹고 뜨거운 팩으로 찜질을 하면 곧 좋아지고는 했는데, 이번에는 그것도 잘 듣지 않습니다. 담에 걸린 목과 어깨를 낫게 하는 방법이 없을까요?

(45, 남, 직장인)

A 목 뒤의 뻐근함과 어깨 통증은 누구나 흔히 겪는 증상 중 하나입니다. 일상적인 가벼운 증상의 경우, 보통 며칠에서 2주 안에 통증이 사라집니다. 몸의 회복력에 의해서 자연 치유되는 경우입니다. 그런데 몇 주에 걸쳐 통증이 사라지지 않고 사소한 일상생활의 영향으로 악화된다면 통증이 하나의 질환이 아니라 증상이라는 생각을 하게 됩니다. 원인 질환이 있고 그에 따라 통증이라는 증상이 나타나는 것입니다.

목의 통증을 유발하는 질환은 많이 있습니다만, 일단 신경이나 감각 이상 증상은 나타나지 않는 것으로 보아 목디스크와 근막통증증후군을 의심해보게 됩니다. 근막통증증후군은 잘 알려지지 않은 질환이지만 목 디스크만큼 자주 발생하는 질환 중 하나입니다. 흔히 '담에 걸렸다'고 표현하지만, 통증이 지속되는 경우라면 근막통증증후군일 가능성이 높습니다. 근막이란 근육과 근육을 싸고 있는 막을 말합니다. 근막에 통증을 유발하는 단단한 지점이 생겨서 통증이 나타납니다.

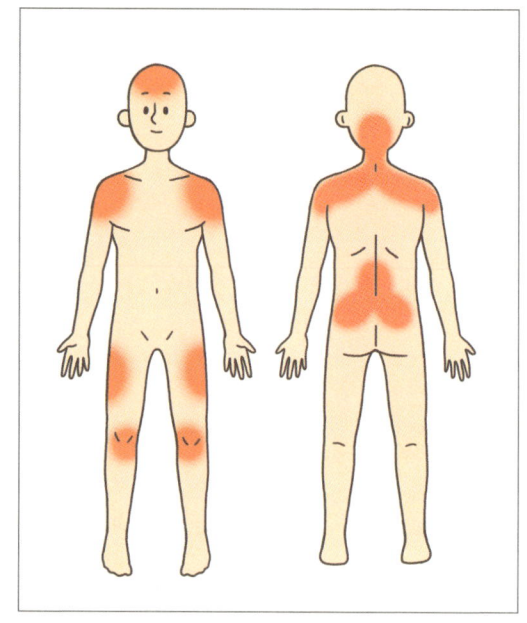

근막통증증후군이 잘 일어나는 부위

근막통증증후근이 생기는 가장 큰 원인은 근육의 섬유화입니다. 근육은 원래 부드럽게 잘 움직이면서 수축도 하고 이완도 합니다. 그런데 섬유는 어떤가요? 신축성도 떨어지고 근육보다 단단합니다. 이렇게 유연해야 할 장기가 일부 굳는 현상을 섬유화라고 합니다. 근육이 단단하게 뭉치는 섬유화가 진행되면 근육이나 근막에 통증유발점이 생기고 통증유발점 주변으로 통증이 일어날 수 있습니다.

위의 그림과 같이 통증유발점이 목 주위, 골반 주위에 많이 생기는 원인은 잘못된 자세와 스트레스 때문입니다. 근육을 오랫동안 사용하거나 오랫동안 같은 자세를 유지할 경우 근육의 산소 공급에 문제가 생깁니다. 스트

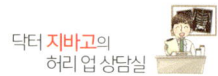

레스 역시 혈액순환을 떨어뜨려 같은 효과를 나타냅니다. 때문에 한 자세로 오래 앉아 있는 직장인이나 수험생들에게 자주 발병합니다. 바이러스 감염, 춥거나 습한 날씨도 근막통증증후군을 악화시킵니다. 장기간 지속되는 긴장에 의해서도 악화될 수 있습니다.

근막통증증후군의 주요 증상은 근육통입니다. 통증의 강도는 일반 근육통 수위보다 높습니다. 쑤시고 타는 듯한 느낌이 들기도 하고 근육이 당기는 느낌이 들기도 합니다. 갑작스럽게 근육에 스트레스를 가하면 근육이 과하게 긴장해 통증유발점이 생기기도 하고, 잠잠해져 있던 기존의 통증유발점이 활성화되기도 합니다. 활성화된 통증유발점은 손으로 만져집니다. 통증유발점에 압력을 가하면 아프고 땀이 나기도 하며, 털이 쭈뼛 서는 듯한 느낌을 받기도 합니다. 통증을 느끼는 순간 근육은 수축되면서 약화됩니다. 근육의 긴장이 계속되면 젖산 등이 쌓이면서 혈액의 흐름이 방해를 받고 혈관이 압박되면서 혈류가 감소합니다.

경련반응과 연관통으로 이어지기도 하는데, 척수로 통증이 전달되는 동안 여러 신경섬유가 자극돼 떨어져 있는 특정 부위에까지 통증 또는 과민한 감각이 느껴집니다. 통증유발점이 목 주위 근육에 있으면 두통, 눈 주위 통증, 이명, 어지럼증이 생길 수 있고, 근육에 있으면 팔이나 손이 저리거나 힘이 빠지는 느낌이 들기도 합니다.

근막통증증후군의 예방은 통증유발점이 생기지 않도록 하고 이미 생긴 잠재적 통증유발점이 활성화되지 않도록 하는 것입니다. 평소 바른 자세를 유지하고 근육이 피로해지지 않도록 스트레칭을 자주 해주는 것이 좋습니다. 한 시간마다 자세를 바꿔주는 것도 좋은 예방법입니다.

근막통증증후군 자가진단

- 특정 부위를 누르면 엄청 아프다.
- 근육이 엄청 딱딱하고 떨린다.
- 뒤통수가 당기면서 뻐근하고 두통이 생겼다.
- 전체적으로 근력이 떨어졌다.
- 땀이 자주 나는 느낌을 받는다.

1) 경추부 근막통증증후군의 대표 증상 네 가지

근막통증증후군은 통증유발점이 생기면서 통증유발점 주변으로 통증이 발생하고, 통증과 함께 불편이 찾아온다. 날씨와 스트레스는 근막통증증후군을 악화시킨다.

1. 스트레칭 등 근육의 길이를 늘리는 동작을 할 때 통증이 나타난다.
2. 통증 부위를 누르거나 만지면 극심한 통증이 나타난다.
3. 뒤통수가 뻐근하고 지속적으로 당기는 느낌이 들면서 두통이 찾아온다.
4. 목 통증 이외에도 어깨 주변과 목 주변, 견갑부 주변 등등 여러 부위에 통증이 생길 수 있다.

2) 목디스크와 근막통증증후군 구별하기

목디스크는 경추뼈 사이의 디스크가 튀어나와 척추신경을 압박하는 질환이다. 때문에 신경 이상 증상인 팔과 손가락 저림, 상지 방사통, 감각이상 등이 증상으로 따라온다. 하지만 근막통증증후군은 신경의 문제가 아닌 근

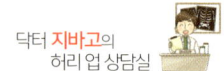

막이라고 하는 근육에서 나타나는 질환이다. 디스크가 척수신경을 눌러 나타나는 저리고 시리는 감각 이상이 나타나는 질환이라면, 근막통증증후군은 뻣뻣함과 극심한 통증이 주요 증상이라 할 수 있다. 근막통증증후군은 통증유발점이 근육에 있기 때문에 특정 지점을 만지면 통증이 더욱 심해지는 것도 특징이다.

근막통증증후군 치료

근막통증증후군은 교통사고나 낙상, 스포츠 활동으로 인해 근육 손상이 있는 경우나 반복적 동작으로 근육에 염좌가 생긴 경우, 컴퓨터나 스마트폰을 오래 했거나 과도한 스트레스를 받는 상황에서 주로 발생한다. 원인질환을 치료하면서 물리치료와 운동치료를 병행하면 대체로 수주 내에 회복될 수 있다.

통증유발점을 바늘로 자극하는 니들링 치료는 진통소염제와 근이완제를 투여했을 때 증상이 호전되는 경우도 있다. 혈관의 재형성과 조직의 재형성을 돕는 충격파 치료, 통증 부위에 직접 국소마취제나 스테로이드를 주입해 통증유발점을 풀어주는 통증유발점주사가 대표적인 치료법이다. 찜질이나 마사지와 같은 대증적 치료도 증상 호전에 도움이 될 수 있다.

06
뼈처럼 굳은 인대가 신경을 눌러
통증과 이상을 부른다 : 후종인대골화증

손이 저리고 시린 느낌이 있습니다. 목이 안 좋으면 어깨, 팔, 다리, 손이 안 좋다고 하는데 저는 팔도 아프고 다리도 저릴 때가 있습니다. 걸음걸이도 이상하고 불편합니다. 뇌졸중인가 싶어 뇌검사를 받아보았는데 이상이 없다고 합니다. 무슨 문제일까요? 목이 문제일까요?

(52, 남, 직장인)

A 문제는 기존에 가지고 있던 목질환이 무엇이었냐 하는 것입니다. 쉽게 떠올릴 수 있는 것이 디스크나 협착증과 같은 퇴행성 질환입니다. 후종인대골화증도 빼놓을 수 없는 질환입니다. 후종인대골화증은 넓은 의미의 경추관협착증에 속하지만 경추관을 좁히는 원인이 골극이나 관절의 문제가 아니라 '후종인대'로 특화돼 있어 따로 병명을 얻게 된 질환입니다.

목에는 세로(종 방향)으로 진행하는 인대가 있는데, 그중 하나가 후종인대입니다. 후종인대는 척수신경 바로 앞에 위치하고 있습니다. 그림에서 보듯 후종인대는 척추체 뒤쪽에서 척추체를 잡고 세로로 연결하는 인대입니다.

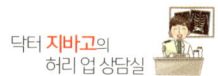

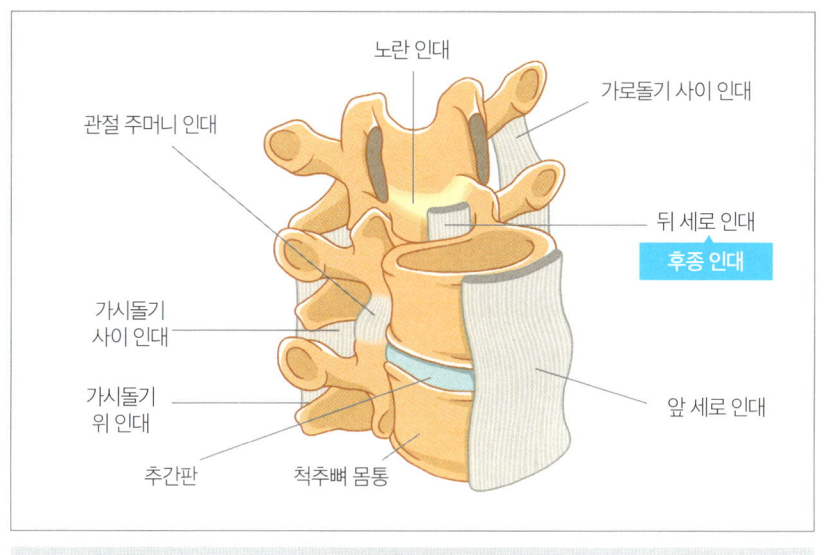

목 굽힘에 따른 하중

후종인대골화증이란 이 척추체의 후종인대가 두꺼워지고 딱딱하게 굳어지면서 뼈처럼 굳어가는 질환입니다. 후종인대가 뼈처럼 굳으면 척추관이 좁아지고, 경추관협착증의 여러 증세가 나타나게 됩니다. 척추는 목에서부터 꼬리뼈까지 연결돼 있지만 후종인대골화증은 주로 목에서 많이 나타나므로 목 부분 질환으로 분류됩니다. 보통 인대의 변성은 한 곳에서 발생해 인접한 인대로 옮겨가기 때문에 2~5개의 척추뼈에서 다발성으로 발생합니다. 주로 40대 이후에 발병하는데, 남자에게서 월등히 많이 발병하는 것도 특징 중 하나입니다.

후종인대골화증의 주요 증상은 목의 뻐근함과 손발이 저리는 증상입니다. 손발이 뻣뻣해지면서 손이 세밀한 기능을 하지 못하게 돼 점차 운동장애가 나타납니다. 단추를 끼우거나 젓가락질 등이 어려워지고 하지 근력에도 문제가 생겨 걷는 것도 힘들어집니다. 더 진행되면 대소변 장애, 성기능 장애 등도 나타납니다. 심한 경우는 척수 압박이 강해 사지마비를 불러오기도 합니다. 병이 계속 진행되면 치료를 한다고 해도 손상된 신경기능이 완전히 회복되지 못할 수 있기 때문에 주의가 필요한 질환입니다. 하지만 모든 후종인대골화증 환자에게 신경 이상과 마비, 극심한 통증이 찾아오는 것은 아닙니다. 증상이 없거나 경미한 경우에는 보존적 치료만을 시행해도 경과가 좋습니다.

안타까운 것은 후종인대골화증의 경우 원인이 아직 정확하게 밝혀지지 않았다는 점입니다. 디스크와 척추관협착증의 경우 잘못된 생활습관과 노화가 대표적인 원인으로 꼽히지만 후종인대골화증의 경우 유전적, 인종적 요소가 더 많이 작용되는 것으로 알려져 있습니다. 동양인에게서 많이 나타나고, 가족 간의 발병률이 일반인의 발병률보다 높다는 것이 이유입니다. 최근에는 외상, 당뇨, 비만, 면역질환, 강직성척추염 등과 같은 타 질환과도 연관이 있는 것으로 추정되고 있습니다.

후종인대골화증은 원인을 모르는 만큼 특별한 예방법도 없는 편입니다. 척추 건강에 도움이 되는 생활습관을 갖고 이상이 느껴지면 조기에 진단을 받는 것이 최선입니다. 어떤 병이든 조기 진단이 중요합니다. 평소 자신의 몸을 잘 살피고 적극적으로 치료하는 것이 최선입니다. 후종인대골화증이 진행하면 신경통로가 좁아지기 때문에 경추부 척추관협착증과 유사한 증상이 나타나기도 합니다.

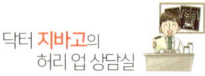

후종인대골화증 자가진단

- 목을 앞과 뒤로 숙이거나 젖힐 때 통증이 발생한다.
- 걸음걸이가 불편하고 뒤뚱거리며 걷는다는 이야기를 주변에서 듣는다.
- 초기에는 뒷목의 통증과 묵직함이 나타난다.
- 골화가 진행되면 팔과 손이 저리고 근력이 떨어지면서 쥐는 힘이 약해지거나 평소에 충분히 들 수 있었던 물건을 들기 어렵다.
- 진행이 심화되면 다리 근육의 힘이 떨어지고 감각이 저하된다.
- 뚜렷한 증상 없이 지내다 외상 후 급격히 증상이 나타난다. 가벼운 외상 이후에도 발생할 수 있다.

1) 목디스크와 후종인대골화증 구별하기

목디스크는 목과 어깨가 뻐근하고 손발이 저린 증상이 나타난다. 후종인대골화증 역시 비슷한 증상이 나타나 두 질환을 구분하기가 쉽지 않다. 다만 목디스크탈출증의 경우 통증이 갑작스럽게 나타나는 경우가 많고, 호전과 악화가 반복되는 반면 후종인대골화증은 병증이 만성적으로 천천히 나타나는 게 특징이다. 시간이 경과할수록 증상의 개수가 많아지고 심해진다. 증상이 한 달 이상 지속되면 정밀검사를 받아보는 것이 좋다.

후종인대골화증 치료하기

후종인대골화증은 만성적이고 서서히 진행하기 때문에 조기 진단이 중요하다. 비수술 치료로 약물치료, 주사치료, 운동치료를 고려할 수 있지만 보조적 치료에는 한계가 있다.

후종인대의 골화가 심화돼 증상이 심해지면 압력을 낮추는 수술을 시행하게 된다. 신경 압박이 한두 개의 척추뼈에 국한되어 있을 때는 압력을 가하는 디스크를 제거하는 디스크절제술 혹은 뼈를 제거하고 이식하는 추체절제술 후 골이식술을 시행할 수 있다. 세 개 이상의 척추뼈에서 신경 압박이 나타나고, 선천성 척추협착증이 있는 경우에는 뒤쪽 뼈를 잘라주는 현미경후궁절제술과 뒤쪽 뼈를 잘라서 연결하는 현미경후궁성형술을 시행한다. 후종인대골화증이 심해져 신경을 누르게 되면 수술을 고려한다.

후방인대골화증이 한두 분절에 국한되어 있는 경우에는 전방 경유 방법으로 수술하게 되는데, 먼저 디스크를 제거하고 후종인대골화증 종괴를 제거한다. 경우에 따라서는 척추체 일부를 제거하는 추체제거술 이후에 후종인대골화증을 제거하는 경우도 있다. 수술 후에는 고정술 및 골유합술을 시행해야 한다.

다분절인 경우에는 후종인대골화증은 제거하지 않고 신경통로를 충분히 넓혀주는 수술을 시행한다.

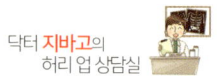

07
머리가 지끈지끈, 원인은 목? : 경추성 두통

평상시 두통을 달고 사는 편입니다. 어릴 때부터 아팠는데 점점 더 심해지는 느낌이고요. 어지럼증이나 뒷목 통증도 자주 느낍니다. 어깨부터 팔 뒤쪽으로 아픈 경우가 많은데, 아침보다는 저녁에 더 아픕니다. 약을 먹고 물리치료를 오래 받았지만 별로 좋아지지 않았습니다. 때로는 손으로 머리를 받쳐들고 있어야 할 때도 있습니다. 큰 병원에 가서 종합검진을 받아볼까도 고민 중인데, 걱정이 앞섭니다. (37, 여, 회사원)

A 두통은 90% 이상의 사람들이 일생 동안 적어도 한 번은 경험할 정도로 매우 흔합니다. 특히 두통약을 먹어도 그때뿐이고 계속 재발한다면 경추성 두통을 의심해보게 됩니다. 경추성 두통이란 목의 이상으로 두통이 찾아오는 경우를 말합니다.

환자들은 흔히 '뒷골이 당긴다'고 표현하는데, 디스크가 목의 신경을 누르면 이런 증상이 흔히 나타납니다. 목의 움직임에 따라서 통증의 강도가 변하고, 목의 통증과 뻣뻣함이 동반한다면 이러한 경추성 두통을 의심해보게 됩니다. 그런데 어떤 환자는 두통과 함께 어지럼증과 어깨까지 내려오는 통증을 호소하기도 합니다. 경추성 두통이 지속되는 경우에는 경추불안정증을 의심하게 됩니다.

두통은 크게 일차성 두통과 이차성 두통으로 나뉩니다. 일차성 두통은 다른 질환 없이 발생한 두통 증상이며, 두통 그 자체가 질환인 경우를 말합니다. 반면에 이차성 두통은 두통을 일으키는 다른 질병이나 질환이 있는 경우를 말합니다. 따라서 이차성 두통으로 진단된 경우에는 두통에 영향을 주는 다른 질환을 먼저 해결해야 합니다. 최근에는 고령화 사회에 접어들면서 경추에서 발생한 경추성 두통이 증가하고 있습니다.

사람의 목은 회전운동을 비롯해 운동성이 상당히 좋은 관절입니다. 여러 방향과 여러 각도로 움직일 수 있습니다. 그런데 기능에 비해 목은 비교적 약한 구조를 가지고 있습니다. 몸통에 비해 가늘고 긴 모양으로, 운동성이 좋은 대신 교통사고나 외상에 의해 쉽게 손상을 받을 수 있을 만큼 취약한 곳이라고 할 수 있습니다.

목뼈는 보통 일곱 개의 뼈로 이루어져 있습니다. 그런데 두개골과 첫 번째 목뼈 그리고 첫 번째 목뼈와 두 번째 목뼈 사이에는 디스크가 없습니다.

첫 번째 목뼈와 두 번째 목뼈는 주로 목 회전운동에 관여합니다. 이 두 개의 경추는 머리와 가장 가까워 상부 경추로 불립니다. 상부 경추에 문제가 생기면 두통이 나타날 수 있습니다. 신경이 더 심각하게 손상되면 사지마비나 통증이 올 수도 있습니다. 이렇게 첫 번째와 두 번째 목뼈에 문제가 생겨 아래위로 제대로 붙어 있지 않고 어긋나 흔들거리면서 증상이 나타나는 것을 상부경추불안정증이라고 합니다.

많은 운동이 일어나는 경추 1번과 2번 사이에 불안정성이 발생하면 경

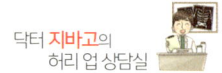

추 2번의 치상돌기가 뒤쪽으로 밀리면서 경추 척수신경을 자극하거나 누르게 됩니다. 경추불안정증은 선천적인 뼈 이상과 후천적인 이유에 의해 나타납니다.

한번은 2번 경추가 선천적으로 두 개로 나뉜 환자가 내원한 적이 있습니다. 나뉜 경추가 목을 움직일 때마다 서로 어긋나면서 신경을 자극해 극심한 두통과 왼쪽 팔과 다리에 저림 증상을 일으킨 경우였습니다. 목뼈의 기형을 해결하기 위해 두 뼈를 나사못과 케이블을 이용해 붙여주는 수술을 했습니다.

중요한 점은 상부 경추로 인한 두통을 방치하면 마비가 될 수 있다는 것입니다. 일반적으로 생기는 두통과 달리 경추성 두통인 경우, 특히 경추의 불안정증 때문에 생기는 두통이라면 시간이 지나면서 계속 악화될 가능성이 많습니다. 심하게 악화돼 마비증상이 생기면 장애까지 찾아올 수 있기 때문에 조기 진단과 치료가 필요합니다.

경추성 두통 자가진단

- 한쪽 머리, 특히 뒷머리에 두통이 있다.
- 두통이 있는 쪽의 눈이 아프거나 시력이 떨어진다.
- 어지러움 혹은 이명(귀 울림) 증상이 있다.
- 목이나 어깨 통증이 동반되고 팔이나 손에 저린 증세가 있다.
- 목의 움직임이나 경추부의 압박에 따라 통증이 악화된다.
- 목을 바르게 세우는 자세를 지속하기가 어렵다.

경추성 두통 치료하기

경추성 두통의 근본적인 해결책은 목에 있는 이상 질환을 치료하는 것이다. 목디스크 등과 같은 질환을 해결하면서 자연스럽게 두통이 잦아지는 경우가 많다. 두통을 위한 해결법만으로는 장기간의 약물 치료도 도움이 된다. 비수술 치료로 경추부의 신경주사를 통해 문제가 되는 신경을 안정시켜주고 신경 주변의 염증을 가라앉혀주면 통증이 사라진다.

친절한 원장님

척추의 노화도 확인하는 법

<피부의 노화는 주름으로, 척추 노화는 이것으로 알아본다!>

환자들이 흔히 이야기합니다. 병원에 오면 검사를 많이도 하는데, 검사 결과를 보고도 도통 알아들을 수가 없다고 말이죠. 의사들이 써놓은 글이 온통 외계어 같다는 하소연도 합니다. 그래서 일반인들도 쉽게 척추의 노화도를 확인하는 방법을 소개할까 합니다. 척추의 노화 정도를 지표로 확인할 수 있는 검사는 참 많습니다. 하지만 일반인들이 쉽게 확인할 수 있는 것은 골밀도, 골극의 생성 유무, 추체의 높이 변화, 디스크의 색깔 변화 등을 꼽을 수 있습니다.

첫 번째로 골밀도를 알아보겠습니다. 일단 척추가 노화되면 골밀도가 떨어집니다. 엑스레이를 통해 1차로 볼 수 있지만 골다공증 검사를 해보면 더욱 쉽게 알 수 있습니다. 골다공증은 뼈의 구멍이 많으냐 적으냐를 가늠하는 검사입니다.

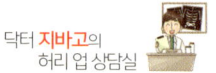

연령별 평균을 기준점으로 두고 골다공증 진행 여부를 판단합니다. −1.0은 정상, −1.0~−2.5는 골감소증, −2.5는 골다공증으로 판정합니다. 일반적으로 폐경기를 지난 여성에게 골다공증이 많이 나타난다고 알려져 있지만, 최근에는 남성들의 골다공증도 많이 늘어나고 있습니다. 따라서 정기적인 검진이 필요합니다.

노화 정도를 보여주는 또 하나의 지표는 키의 변화입니다. 나이가 들면 키가 주는 것이 일반적입니다. 골다공증 등으로 뼈와 뼈 사이가 줄면서 높이도 줄어들기 때문입니다. 또한 원래 반듯한 사각형의 디스크가 노화로 눌린 듯 퍼지면서 높이도 줄어듭니다. 키가 갑자기 줄어든다면 전문가와의 상담을 통해 원인을 찾아보는 것이 좋습니다.

세 번째는 노화된 뼈에서 자라는 골극을 관찰하는 것입니다. 골극이란 가시 같은 모양으로 덧자란 뼈를 말합니다. 일반인들도 엑스레이로 쉽게 확인할 수 있습니다. 사각형으로 보여야 하는 추체들의 모서리에 가시 같은 뼈가 덧자라 있다면 그만큼 노화가 진행됐다고 판단하게 됩니다. 요추, 경추, 흉추 모두에서 관찰됩니다.

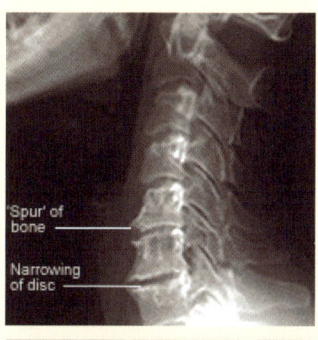

네 번째로 확인할 수 있는 것이 디스크 색의 변화입니다. 이는 MRI에서 확인이 가능합니다. 보통의 건강한 디스크는 흰색으로 비쳐야 합니다. 그런데 디스크가 퇴화되면 색깔이 검정색으로 보입니다. CT에서는 검은 회색에서 검정색으로 보입니다.

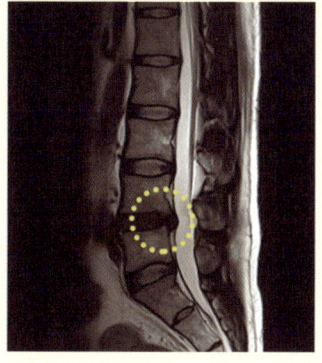

08
야간 동통의 원인, 척추에도 암이 자란다 : 척추종양

Q 목에 통증이 생긴 지 벌써 한 달이 넘어갑니다. 특히 밤에 통증이 더 심해집니다. 일상적으로 통증과 함께 사는 기분입니다. 오른쪽 팔과 어깨가 저리고 무딘 느낌도 듭니다. 평상시 자세도 바르게 하는 편이고, 예술계 대학생이라 책상에 오래 앉아 있는 경우도 많지 않은데, 왜 그런지 모르겠습니다. 병원에 가봐야 할 텐데, 마음이 무겁습니다. (23, 남, 학생)

A 흔히 병원을 갈 때 느끼는 기분은 '걱정'과 '실망'이라고 합니다. 큰병이 아닐까 하는 걱정을 갖고 갔다가 의외로 가벼운 질환이라 실망을 하고 돌아온다는 것이지요. 농담 섞인 말이지만, 병에 있어서만큼은 예상을 벗어나는 실망이 차라리 낫다는 생각을 해봅니다.

목의 통증을 유발하는 질환은 참 많습니다. 일반적으로 의사들은 환자가 전해주는 증상들을 듣고 검사를 하면서 질환을 '찾아가는' 방법이 아니라 '배제하는' 방법으로 진단합니다. 수십 가지 질환을 가상의 카드로 펼쳐놓고 증상과 검사 결과를 바탕으로 '아닌 카드'를 버리는 것입니다. 그렇게 추려진 몇 개의 카드를 놓고 최종 확진에 들어갑니다.

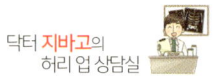

상담을 요청한 증상만으로는 카드를 추리기가 쉽지 않습니다만 '밤에 통증이 심해지는 증상'이 유독 마음에 걸립니다. 퇴행성 척추질환이 나타나기에는 나이가 젊다는 것도 마찬가지입니다. 지금까지 소개한 목 관련 질환 외의 질환 중, 상담자가 이야기한 두 가지 특이점(밤의 통증과 젊은 나이)으로 유추해 볼 수 있는 질환은 '척추종양'입니다. 종양이라고 해서 너무 놀라실 필요는 없습니다. 다양한 가능성 중의 하나라고 생각하고 질환을 소개해드리겠습니다.

척추종양은 말 그대로 척추에 생기는 모든 종양을 말합니다. 크게 원발성 척추종양과 전이성 척추종양으로 분류되는데, 원발성은 척추 자체에서 생긴 종양을 말하고 전이성은 암세포가 척추에 전이된 경우를 말합니다. 원발성 종양은 양성과 악성으로 구분되지만, 전이성은 악성 종양입니다.

우리나라 암 환자 중 2008년~2012년 동안 전이성 척추종양을 한 번이라도 진단받은 20세 이상 환자는 총 2만 8,829명이었습니다. 이 가운데 새로 진단받은 신환자는 총 1만 3,288명으로, 연도별 전이성 척추종양 신환자 수는 약 3,000명에 달합니다. 아주 많은 숫자라고는 할 수 없지만 주의가 필요한 것은 사실입니다.

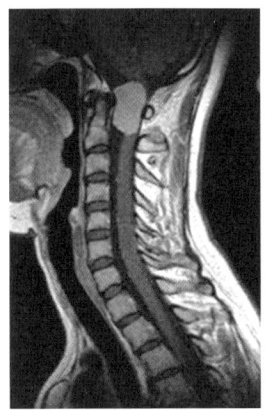
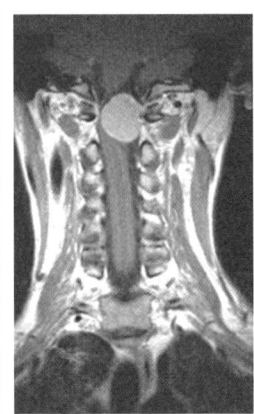
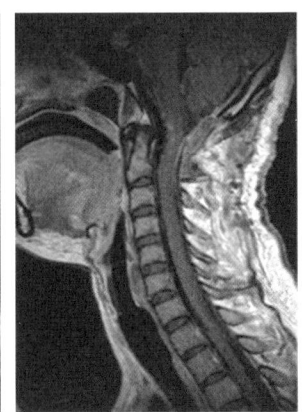

척추종양의 원인은 아직까지 명확하지 않습니다만 원발성 척추종양은 매우 드물고, 대부분이 전이성 척추종양입니다. 폐암, 유방암, 전립선암, 신장암 등으로부터 발병한 경우가 많고, 원발성 암이 뼈로 전이될 때 비교적 척추에 침범을 잘하는 것으로 알려져 있습니다.

척추종양의 가장 흔한 증상은 통증입니다. 목에 종양이 생기면 목 부위에, 허리에 종양이 생기면 허리에 통증이 주로 나타납니다. 단, 척추종양에 의한 통증은 다른 척추질환과 달리 '야간 동통'이 심한 것이 특징입니다. 자세나 활동과는 비교적 관계가 적습니다.

종양이 경추신경을 압박하면 어깨, 팔, 손가락에 통증이나 저림, 감각 저하, 근력 감소가 나타날 수 있고 심한 경우 마비가 올 수도 있습니다. 요추신경을 압박하면 허벅지, 종아리, 발목, 발가락에 통증이나 저림, 감각 저하, 근력 감소가 나타납니다. 심한 경우 하지 마비가 올 수 있습니다. 배뇨나 배변 장애도 나타납니다. 이런 증상은 흔히 디스크나 척추관협착증에도 나타나므로 정밀검사를 통해 감별할 필요가 있습니다.

척추종양 자가진단

- 목을 굽히거나 뒤로 젖힐 때 통증이 생기거나 심해진다.
- 활동과 관계없이 통증이 나타난다.
- 야간 동통이 심해진다.
- 걸음걸이가 이상해진다.
- 운동 마비, 감각 저하, 배뇨 장애 등이 나타난다.

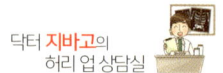

척추종양 치료하기

1) 비수술 치료

일반적으로 증상이 경미하거나 수술적 치료의 효과가 크지 않은 일부 양성 척추종양의 경우 추적 관찰을 하는 경우가 있다. 전이성 종양은 일반 방사선 치료가 1차 치료이고, 보조적 방법으로 약물치료를 병행한다.

2) 수술적 치료

원발성 척추종양 특히 양성 종양인 경우 빠른 회복과 종양 방비를 위해서 완전 적출이 원칙이다. 암의 종류 및 악성도, 환자의 전신 상태, 다른 부위 전이 여부 등 여러 가지 복합 요소에 의해 수술 여부 및 수술 방법이 달라진다.

척추종양제거술은 신경 손상에 의한 근력 약화나 마비 등 심각한 합병증이 남을 수 있기 때문에 절제의 범위를 정하는 것이 관건이다. 척추종양의 제거는 척추의 불안정성을 높일 수도 있기 때문에 주의가 필요하다. 수술은 현미경종양제거술을 통해 최소 침습 접근으로 종양을 제거한다. 양성 종양의 경우 수술로 95%의 완치를 기대할 수 있다.

악성 원발성 척추종양은 수술 후 방사선 치료 등 다른 치료가 더 필요할 수 있다. 전이성 척추종양의 경우 다른 종양보다 예후가 좋지 않아 방사선 치료를 함께 시행하기도 한다. 보조적인 치료로 약물요법을 병행할 수도 있다.

2. 내 몸의 대들보에 문제가 생긴다면?
등·허리 질환

01
백년 허리를 위해 피해 갈 수 없다 : 디스크탈출증

이삿짐을 나르다가 허리를 삐끗했습니다. 허리에 묵직한 통증이 느껴지고 다리까지 저리고 당기는 느낌이 듭니다. 2주 정도 약을 먹고 버텼는데, 영 통증이 줄지 않습니다. 나이 오십이 되도록 허리 아픈 줄 모르고 살았는데, 저한테도 디스크탈출증이 찾아온 것일까요? (52, 남, 자영업)

A 호모 사피엔스와 같은 인류의 조상들을 동물과 구분 짓는 가장 중요한 특징은 직립보행입니다. 직립보행 덕분에 인류는 두 손을 자유롭게 쓸 수 있게 됐고, 그 덕에 도구를 개발해 문명을 만들어낸 것이죠. 그런데 직립보행 때문에 인류가 갖게 된 질병이 있는데, 척추질환이 대표적인 질병입니다.

건강보험심사평가원 통계에 따르면 대한민국에서 허리디스크로 고생하는 사람들은 약 1,200만 명 정도라고 합니다. 4~5명 중 1명이 디스크질환으로 고생하고 있는 셈입니다.

"평상시 건강관리 잘하거든요. 근데 왜 디스크질환이 생겼을까요?"

종종 환자들이 이런 이야기를 합니다. 특별히 몸에 나쁜 일을 한 적도 없는데 왜 아픈지 모르겠다는 것입니다. 하지만 핑계 없는 무덤이 없듯, 이유

없는 디스크질환도 없습니다. 서거나 앉아 있을 때 압력을 받은 디스크는 스트레칭이나 자세 변환 등으로 압력이 사라지면 다시 원상태로 돌아오는 특징이 있습니다. 일반적으로 신체가 건강하고 밤에 잠을 푹 자면 쉽게 회복됩니다. 하지만 특정 자세를 오래 유지하거나, 나쁜 자세 때문에 과도한 압력을 받은 디스크는 원래 상태로 회복되는 데 더 많은 시간이 걸립니다. 잠을 잘 못 자고 휴식 시간도 짧다면 회복도 되기 전에 다시 압력을 받기 때문에 상태가 더 나빠집니다. 점점 탄력을 잃는 변성이 발생하면서 수핵을 감싸고 있는 섬유테가 찢어지는 디스크 탈출이 나타납니다. 이것이 흔히 말하는 디스크의 파열 즉 '디스크탈출증'입니다.

디스크가 받는 압력은 서 있을 때를 기준으로 누워 있을 때는 줄어듭니다. 예상외로 앉아 있을 때 디스크가 받는 압력이 서 있을 때보다 큽니다. 거기다 몸의 자세가 꾸부정할수록 디스크가 받는 압력은 점차 높아집니다. 일상적으로 앉아서 생활하는데다 모니터나 스마트폰을 보면서 목을 앞으로

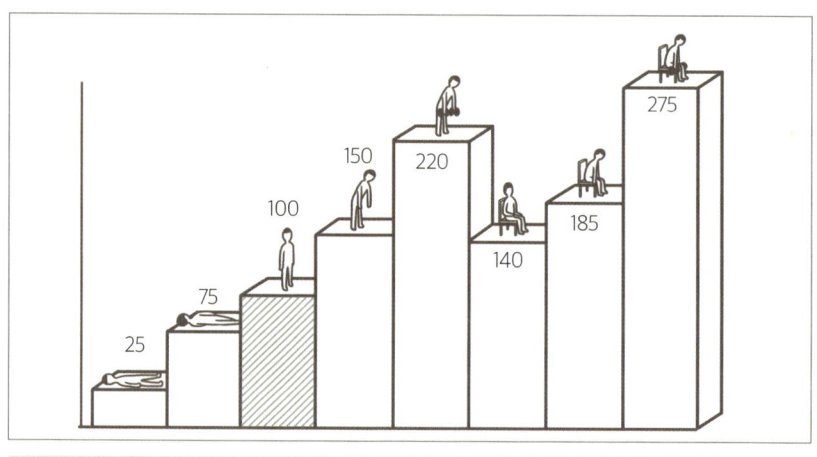

디스크가 받는 압력

빼는 자세를 자주 하게 되면 디스크가 받는 부담이 점점 커지는 셈입니다.

같은 작업이라도 바른 자세로 하고, 목이나 허리에 무리가 안 가게 하는 것이 허리통증을 줄이는 1차적인 방법이라고 할 수 있습니다. 일반적으로 허리에 가장 안 좋은 자세는 엉덩이가 앞쪽으로 밀려나와 허리의 C자 곡선이 무너진 자세입니다. 엉덩이가 앞으로 나와 있을수록 허리의 C자 곡선이 줄어들고 디스크나 관절이 받는 압력도 증가합니다. 몸에 전체적인 피로도가 증가하면서 허리의 부담도 커지게 됩니다.

또, 무거운 물건을 수시로 들어올리는 일, 같은 자세로 장시간 앉아 있는 습관이나 직업, 척추에 부담을 주는 과체중과 비만, 드물게는 선천적으로 척추 노화가 빨리 진행되는 경우도 디스크질환의 발병 원인이 됩니다.

환자 중에는 허리가 아픈 증상이 나타날 때 단순 염증인지 디스크인지 헷갈리는 경우가 많습니다. 사실 의사도 환자를 보는 것만으로는 두 질환을 구분해내지 못합니다. 디스크를 감별하는 손쉬운 검사로 '하지직거상검사'(下肢直擧上檢査, Straight leg raising test)가 있습니다. 용어는 매우 어려운 듯 보이지만 사실은 환자를 침대에 눕히고 무릎을 편 상태를 유지하면서 한쪽 다리씩 들어올려 보는 간단한 검사입니다. 집에서도 간단히 해볼 수 있으니 디스크가 의심스럽다면 바로 해보길 권합니다.

정상적인 사람은 반듯이 누운 상태에서 다리를 70도 이상 들어올릴 수 있지만 허

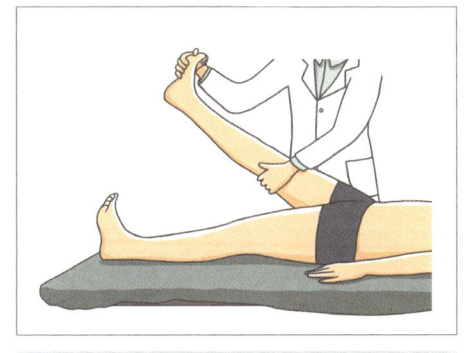

하지 직거상 검사

리디스크 환자는 다리를 조금만 들어올려도 허리와 엉덩이, 다리에 심한 통증이 찾아오고, 통증 때문에 다리를 들어올릴 수 있는 각도가 제한됩니다. 돌출된 디스크 때문에 신경이 심하게 눌릴수록 다리를 들어올릴 수 있는 각도가 적어집니다.

디스크가 왼쪽으로 돌출돼 있으면 왼쪽 신경이 눌려 왼쪽 다리를 들어올리는 데 제한이 있고, 오른쪽으로 돌출돼 있으면 오른쪽 요추신경이 눌려 오른쪽 다리를 들어올리는 데 제한이 있습니다. 간혹 한쪽 다리를 들어올릴 때 반대쪽 다리까지 심하게 아픈 환자가 있습니다. 이는 곧 신경이 아주 심하게 눌린 것을 의미하기 때문에 빠른 시간 내에 MRI와 같은 정밀검사를 받아봐야 합니다.

이 밖에도 디스크가 허리에 있는 신경을 누르면 엉덩이와 다리에 통증과 저림, 마비 증상이 나타나고 다리가 찌릿찌릿하거나 당기는 듯 아픈 통증이 아래쪽으로 뻗쳐 나갑니다. 또, 다리에 힘이 없고, 다리가 무겁게 느껴집니다. 감각이 반대쪽 다리와 다르게 느껴지기도 합니다. 발가락이나 발목, 무릎 부위에 힘이 빠지는 근력위약 증상이 나타나는 경우도 있습니다. 심할 경우 대소변 장애까지 나타납니다. 이런 경우 응급수술이 필요합니다. 디스크 탈출증 역시 초기 치료가 중요한 이유입니다.

결론적으로 허리가 아프면서 엉덩이나 다리까지 저리고 아픈 증상이 나타나면 디스크를 의심하고 검사를 받아보길 권합니다. 누워서 다리를 들어올렸을 때 다리가 저리거나 당기는 증상이 나타나는 경우, 누운 상태에서 양쪽 다리의 길이를 쟀는데 다른 경우, 기침을 할 때 허리에 심한 통증이 나타나는 경우, 까치발로 서서 잘 걸을 수 없는 경우 모두 디스크탈출증을 의심할 수 있습니다.

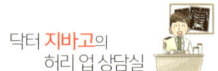

허리디스크 자가진단법

- 다리가 저리고 당기는 듯한 통증이 있다.
- 허리나 엉덩이 부위에 통증이 있다.
- 다리에 힘이 없고 무겁게 느껴진다.
- 반대쪽 다리와 감각이 다르다.
- 변비가 쉽게 찾아오고 소변이 시원하지 않다.

1) 허리디스크 부위별 증상 알아보기

허리디스크가 자주 발생하는 부위는 3번과 4번 사이, 4번과 5번 사이, 5번과 골반뼈(천골) 사이 디스크다.

가장 흔한 증상은 엉덩이에서 다리 바깥쪽으로 통증이 타고 내려가면서 엄지발가락까지 저리고 당기는 것이다. 4번과 5번 사이의 디스크가 튀어나와 신경을 누르는 경우에 이런 증상이 흔히 나타난다.

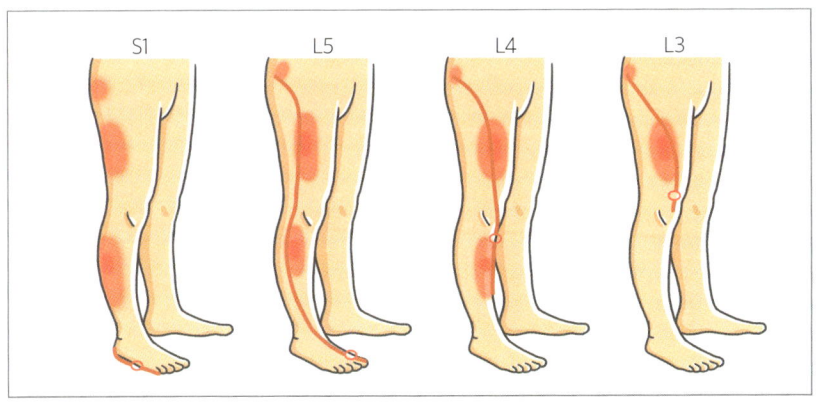

척추 부위에 따라 각각 다른 신경근(신경가지)이 나오며, 이 신경근은 근육과 피부를 지배하는 고유영역이 있다.
- 엉덩이에서 발꿈치까지 저리고 아픈 것은 허리 척추뼈 5번과 골반뼈(요추 5번과 척추 1번) 사이의 디스크가 튀어나와 신경을 누르는 경우다.
- 엉덩이에서부터 무릎 안쪽을 감싸면서 통증이 나타나는 것은 허리 척추뼈 3번과 4번 사이의 디스크가 튀어나와 신경을 누르는 경우다.

2) 수술을 고려해야 하는 디스크 증상들

90% 이상의 디스크는 통증을 관리하는 대증치료만으로도 호전될 수 있고, 비수술적 치료로 회복이 가능하다. 하지만 보존적 치료를 충분히 해도 통증의 호전이 없을 때, 힘이 빠지고 똑바로 걷기 힘들 때, 다리에 마비와 같은 감각 이상이 나타날 때 그리고 대소변 장애가 나타날 때는 수술을 고려하게 된다. 디스크로 인한 신경 압박으로 신경 손상이 심하게 나타나는 경우 응급수술이 필요할 수도 있다.

허리 통증의 치료법

일반적으로 디스크의 퇴행성 변화가 동반된 상태에서 근육통이나 척추 주변의 작은 인대·관절에서 오는 통증은 휴식이나 약물치료 또는 물리요법 등으로 조절할 수 있다. 수술이 필요한 경우는 10% 이내로 보고되고 있다.

1) 비수술 치료

디스크 치료에 주로 쓰이는 비수술적 치료법은 풍선확장술, 고주파수핵

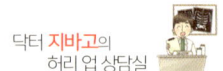

감압술, 신경성형술, 신경주사치료 등이다. 풍선확장술은 1.5mm의 미세바늘을 유착 부위에 넣어 풍선을 만드는 치료로, 협착 부위를 넓혀 염증을 완화하고 유착방지 약물을 넣는 치료법이다. 고주파수핵감압술은 보다 적극적인 시술로 국소 마취 후 목 앞쪽으로 진입해 튀어나온 디스크 수핵을 고주파로 직접 줄여준다. 주변 신경이나 조직에 손상이 가지 않도록 주의가 필요하지만, 한 번 시술로도 효과가 뚜렷하고 피부를 절개하지 않아 회복도 빠르다. 신경성형술은 디스크가 튀어나와 신경을 누를 때 나타나는 염증과 부종을 줄이기 위해 약물을 주입하는 시술로, 국소마취 후 가느다란 카테터를 삽입해 해당 부위에 직접 약물을 투여한다. 통증은 사라지고 튀어나온 디스크는 시간이 지나면서 서서히 줄어든다. 치료에는 보통 30분 안팎이 소요된다.

증상이 가벼운 경우에는 신경주사치료(FIMS)를 선택할 수 있다. 신경주사치료는 모니터를 보면서 긴 주삿바늘을 추간공 위치로 넣어 신경 주변 염증과 부종을 치료하는 방법이다. 특별한 마취 없이 치료를 받을 수 있고, 치료 시간이 10분 정도로 짧아 시술 후 1~2시간이면 일상 복귀가 가능하다. 약물에 알레르기가 있는 사람, 고혈압, 당뇨, 심장질환이 있거나 나이가 많아 마취하기 힘든 환자도 안전하게 진행할 수 있다.

2) 수술적 치료

재활치료, 약물치료를 꾸준히 시행해도 통증이 좋아지지 않는 경우, 통증으로 인하여 일상생활이 어려운 경우, 마비 증상이 있는 경우, 신경압박이 심한 경우, 디스크의 재발이 잦은 경우에는 수술을 고려해야 한다. 치명적 증상이 나타나기 전에 적시에 치료를 받는 것도 중요하다.

디스크의 수술적 치료로는 내시경디스크제거술, 현미경디스크제거술, 척추유합술, 인공디스크치환술 등이 있다.

내시경디스크제거술은 1cm 미만의 피부를 절개한 다음 내시경을 이용해 디스크 파편을 제거한다. 상대적으로 통증과 합병증이 적은 대신 모든 디스크에 적용하기 어렵다는 단점이 있다. 현미경디스크제거술은 문제가 되는 디스크를 직접 제거하는 전통적인 치료법으로, 안정적인 수술 효과를 기대할 수 있다. 고성능 현미경으로 직접 보면서 문제가 되는 조직만을 제거할 수 있다. 유합술은 일부를 제거한 디스크가 더 이상 무리한 힘을 받지 않도록 척추뼈와 척추뼈를 고정해주는 수술로, 매우 제한적으로 시행한다.

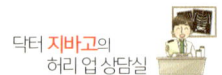

02
오래 걷지 못하고 허리가 앞으로 굽는 노인병의 원인 : 척추관협착증

Q 무릎 아래쪽부터 발바닥이 저릿저릿하고 아프면서 허벅지도 당기고, 통증 때문에 걷기가 힘듭니다. 허리를 굽히면 좀 나아지고, 바닥에 쪼그리고 앉으면 한결 나아집니다. 병원에서 신경통로가 좁아져 있는 협착증이라고 들었습니다. 막상 문제가 있다고 들으니 마음이 착잡합니다. 이렇게 가다가 저도 곧 꼬부랑 할머니가 되는 건 아닌지 걱정이 됩니다. (63세, 여, 주부)

A 일반적으로 척추질환이라고 하면 허리디스크를 가장 먼저 떠올리기 쉽습니다. 그러나 척추관협착증 역시 노년층에서는 허리디스크만큼이나 흔하게 나타나는 질환입니다. 척추관협착증을 한마디로 설명하면 '척추관이 좁아지는 병'입니다. 척수신경은 척추를 타고 뇌로부터 허리뼈까지 내려가는데, 척추관이라는 파이프처럼 긴 관을 통해 온몸으로 뻗어나갑니다. 신경의 통로인 척추관과 추간공에 협착증이라는 문제가 생기면 신경이 눌리면서 통증이 시작됩니다.

척추관이 좁아지는 이유는 유전적 요인과 후천적 요인으로 구분됩니다.

선천적 요인은 태어날 때부터 척추관이 삼각형으로 좁은 경우입니다. 일반적인 척추관은 타원형으로 삼각형보다는 공간이 넓습니다. 노화의 속도가 비슷해도 선천적으로 척추관이 좁은 경우 증상이 쉽게 나타납니다. 척추관협착증을 일으키는 후천적 요인은 노화와 연관된 디스크, 인대비후, 척추후관절 질환 등으로 다양합니다만 인대비후가 가장 많이 지목되는 원인입니다.

젊은 나이에는 전체적으로 건강합니다. 척추관을 싸고 있는 인대와 힘줄도 탄력과 신축성이 뛰어나 척추뼈를 잘 잡아주는 동시에 신경의 튼튼한 보호막 역할도 합니다. 그런데 나이가 들면 인대와 힘줄도 늙고 노쇠해집니다. 대표적인 변화가 굳고 두꺼워지면서 탄력과 신축성을 잃는 것입니다.

배 쪽에 있는 후종인대보다는 등 쪽에 있는 황색인대가 잘 두꺼워집니다. 황색인대는 디스크의 노화와 근육의 손실로 인해 불안정해진 척추를 지지하는 역할을 하는데, 디스크가 노화되고 근육 손실이 많아질수록 역할이 많아지면서 몸집을 키우게 됩니다. 황색인대가 커지면 척추관이 좁아지면서 척추관협착증 증상이 나타나게 됩니다. 일반적으로 디스크는 30~40대

	요추 허리디스크	요추 척추관협착증
원인	척추뼈 사이의 디스크가 돌출돼 신경 압박	후관절과 인대가 두꺼워져 척추관이 좁아지면서 신경 압박
나이	대부분 젊은 나이인 30~40대	노인성 질환, 50대 이후
증상	급성질환 / 허리를 숙일 때 통증 악화 / 한쪽 다리가 당기는 통증	만성질환 / 허리를 뒤로 젖힐 때 통증 악화 / 양쪽 다리가 당기는 증상

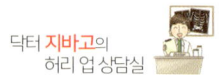

부터 발생하는 반면 척추관협착증은 이보다 노화가 진행된 50~60대에 많이 발생하는 것도 이 때문입니다.

젊은 시기에는 예쁘게 사각형을 이루던 척추체도 나이가 들면 모양이 틀어지고 위아래로 눌린 형태가 됩니다. 사각형의 직각이 도드라져야 할 곳에 '가시뼈'인 골극이 자라기도 합니다. 디스크가 탄력을 잃고 굳어지면 충격 완화를 하지 못하니 골극이 더 잘 자랍니다. 자라난 골극은 척추관을 지나가는 신경을 자극해 통증을 악화시킵니다.

척추관협착증은 증상이 서서히 나타나기 때문에 초기에는 알아차리기가 어렵습니다. 디스크와 비슷한 통증과 함께 저리거나 당기는 증상이 나타납니다. 허리가 아프지 않더라도 엉덩이와 허벅지가 당기고, 무릎 아래에서 발바닥까지 저리고 시린 증상이 나타납니다.

증상만으로 보면 디스크와 척추관협착증은 쉽게 혼동이 되지만 두 가지 질환을 구분해내기는 어렵지 않습니다. 디스크와는 하지직거상 검사에서 차이를 보입니다. 척추관협착증의 경우 누워서 다리를 들면 아무런 이상이 나타나지 않지만 걸을 때나 서 있을 때, 허리를 뒤로 젖혔을 때 극심한 통증이 나타납니다. 서서 움직이는 동안 좁아진 척추관에 있는 신경이 지속적으로 자극을 받기 때문입니다.

척추관협착증은 허리디스크와는 달리 걷다 보면 다리가 저리고 아픈 경우가 많습니다. 할머니들처럼 유모차나 쇼핑카트 등을 앞으로 밀면서 걸으면 오히려 걷기가 수월해집니다. 같은 이유로 척추관협착증이 있으면 산을 올라갈 때보다 내려올 때 더 불편합니다.

일반적인 디스크는 대개 허리가 아프다가 한쪽 다리로 치우치는 경우가 많습니다. 그것도 심해지면 양쪽으로 통증이 가지만 일반적으로는 한쪽 다리가 당기는 경우가 많습니다. 반면에 척추관협착증은 양쪽 다리가 당기고 허리보다 엉덩이, 다리, 발 쪽에 심한 통증이 찾아옵니다. 엉덩이부터 다리까지 저리고 쥐어짜는 듯한 통증이 찾아오기도 합니다. 허리디스크와 달리 쉬면 증상이 쉽게 사라지는 것도 척추관협착증의 특징입니다. 허리를 굽히거나 쪼그리고 앉을 때도 통증이 줄어듭니다.

척추관협착증 자가진단

- 허리보다는 엉덩이부터 통증이 시작된다.
- 점차 허벅지가 당기고 무릎 아래에서 발바닥까지 저린다.
- 걸을 수 있는 거리가 짧아져, 심한 경우 10분 이상 걷기가 힘들다.
- 바닥에 쪼그리고 앉으면 일시적으로 통증이 가라앉는다.
- 산을 올라갈 때보다 내려갈 때 더 힘들다.

1) 척추관협착증은 왜 서거나 걸을 때 통증이 심해질까?

척추관협착증 환자들은 대부분 서거나 걸을 때 통증이 심해진다고 한다. 보통 두 가지 이유 때문이다.

첫째는 눕거나 앉아 있을 때보다 서거나 걸을 때 척추관의 공간이 좁아지기 때문이다. 누우면 척추가 이완돼 공간이 생기고, 앉아서 허리를 앞으로 숙이면 척수 뒤쪽으로 공간이 생긴다. 하지만 서 있을 경우 신경이 척추관 안에 일직선으로 차면서 공간이 줄어든다. 공간이 좁아진 상태에서 움직임이 잦아지면 신경 자극이 많아지면서 통증이 커진다.

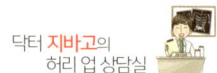

둘째는 서거나 걸을 때 신경통로가 좁아져 신경을 압박하기 때문이다. 산골을 다니는 마을버스를 타고 가다 보면 걷다가 수시로 앉아서 쉬는 할머니들을 자주 보게 된다. 이는 척추관협착증 환자가 보여주는 주요 증상이다. 똑바로 서서 걸으면 추간공 부분과 척추관이 좁아지면서 신경을 더욱 압박하여 증상을 유발하게 된다.

2) 척추질환의 종착역으로 불리는 척추관협착증

흔히 척추관협착증에 따라다니는 수식어가 있다. 바로 '척추질환의 종착역'이다. 척추관협착증을 앓고 있는 환자들을 살펴보면 심하지는 않더라도 디스크나 디스크내장증, 척추후관절염, 척추분리증 등을 동시에 앓고 있는 경우가 많다. 이러한 질환들은 척추관협착증의 선행질환으로 보이기도 한다. 그도 그럴 것이 척추에 다른 질환이 있으면 척추뼈, 관절, 인대에 지속적인 염증이 생긴다. 관절은 불안정성을 낮추기 위해 커지고, 염증이 치료되는 과정에서 흉터로 두꺼워진다. 다양한 척추질환을 앓고 있다면 합병증의 하나로 척추관협착증이 나타나지 않도록 관리와 주의가 필요하다.

척추관협착증의 치료

목과 허리의 협착증 치료 방법은 경중에 따라 비수술적 치료와 수술 치료를 선택하게 된다. 특정 부위의 척추관이 좁아진 경우, 신경이 많이 눌리지 않았다면 통증 조절을 위한 치료만으로도 일상생활을 유지할 수 있다. 극심한 통증과 신경 이상, 감각 이상이 있는 경우에는 수술적 치료를 고려하게 된다.

1) 비수술 치료

초기에는 약물치료나 물리치료를 병행할 수 있다. 신경주사나 신경유착 박리술로 신경부종을 감소시켜 증상이 나아지는 것을 기대할 수 있다. 좁아진 척추관에 관을 넣고 풍선을 이용하여 유착을 풀어주는 풍선확장술도 증상을 가라앉히는 데 효과가 있다. 병변 부위에 직접 약물을 주입하는 신경성형술과 꼬리뼈 부위에 카테터를 삽입하고 레이저를 이용해 신경관을 넓혀주는 경막외내시경시술도 신경을 압박하는 협착증 크기를 줄여 통증 해소에 도움이 된다.

하지만 비수술적 치료는 모두 협착 부위를 넓혀주는 근본적인 치료는 아니다. 치료를 받고 증상이 호전됐다고 해서 병이 없어진 것이 아니며, 생활습관 교정과 함께 신경치료를 병행해야 한다.

2) 수술적 치료

척추관협착증의 근본적인 치료는 수술로 좁아진 척추관을 넓히는 것이다. 비수술 치료로는 신경이 지나가는 길을 넓히기 어렵다. 증상이 악화되어 보행에 어려움을 겪고, 감각마비나 대소변 장애가 생긴 경우에는 척추관을 넓히는 수술을 받아야 한다.

척추관협착증 수술은 압박된 신경을 풀어주는 감압술이 기본이 된다. 미세현미경신경감압술, 내시경척추관성형술, 척추유합술 등이 행해진다.

수술의 기본은 척추관을 둘러싸고 있는 황색인대와 후관절의 일부분을 자르고 신경이 지나가는 공간을 넓히는 것이다. 미세현미경신경감압술은 신경이 척추관 안에서 자극 없이 머물 수 있는 공간을 확보해주는 수술이다. 현미경으로 병변을 확대한 시야에서 비정상적으로 자라난 척추 관절

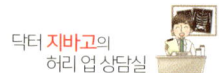

이나 황색인대의 일부를 제거해 척추관을 확장해준다. 척추 마취로 수술을 진행하고, 피부 절개가 2~3cm로 적어 회복이 빠르다. 디스크를 제거하고 남은 공간에 골대체재를 넣고 뼈와 뼈끼리 붙이는 유합도 진행한다. 디스크가 사라진 공간에 골대체재만 넣어놓으면 나중에 또 다시 흔들리는 경우가 많이 생기기 때문에 뒤에서 나사못고정술로 뼈와 뼈를 서로 붙이는 유합술까지 진행한다.

03
통증과 이상 증상이 빠진 척추뼈 때문? : 척추전방전위증

어릴 때부터 허리에 묵직한 통증 같은 것이 느껴지곤 했습니다. 때때로 엉덩이와 넓적다리까지 아프곤 했죠. 그럴 때 허리를 굽히면 좀 낫고, 뒤로 젖히면 더 아프게 느껴지곤 했습니다. 최근에는 조금만 걸어도 다리가 너무 아프고, 저리고 힘이 빠지는 느낌이 들 때도 있습니다. 아버지도 오랫동안 고생을 하셨는데, 어떻게 해야 하나요? (63세, 여)

A '이 허리로 평생 어떻게 살아갈까?' 걱정할 필요는 없습니다. 허리는 여러 가지 요인으로 통증을 일으키지만 갖가지 치료법이 나와 있고 관리를 잘하면 통증 없이도 지낼 수 있습니다. 이제부터라도 건강에 관심을 갖고 자신을 돌볼 수 있는 계기로 삼는 게 좋습니다.

그럼 본격적으로 허리 이야기를 해볼까요? 허리를 굽히면 통증이 줄어드는 허리질환에는 디스크질환과 척추협착증이 있습니다. 그런데 척추협착증은 대표적인 퇴행성·노인성 질환입니다. 선천적으로 척추관이 좁을 수는 있지만, 다른 증상들을 근거로 다시 점검을 해봐야 합니다. 엉덩이 모양에도 이상이 나타나고 있군요. 아버지 역시 허리로 고생을 하셨다고 하니, 전체적

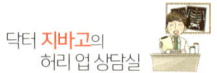

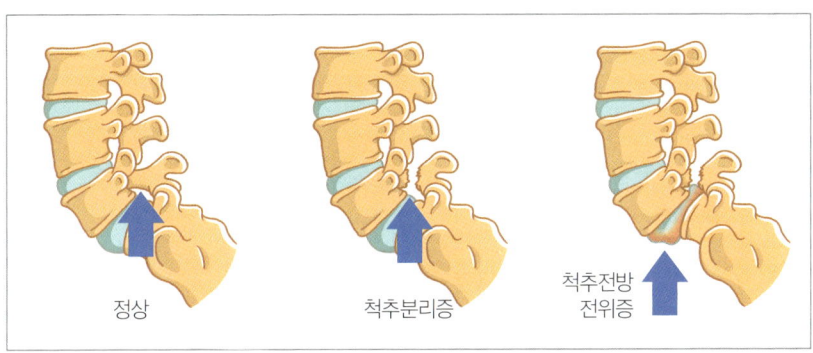

정상　　　　　척추분리증　　　　척추전방
　　　　　　　　　　　　　　　전위증

으로 척추전방전위증과 척추분리증을 의심해보게 됩니다.

　척추전방전위증은 S자 모양을 이루어야 할 척추뼈 중 일부가 앞으로 미끄러져 통증을 일으키는 질환입니다. 척추분리증 때문에 발생하는 경우가 가장 많은데, 퇴행성으로 뼈가 약해져서 생기기도 하고, 외상으로 뼈가 부러지면서 생기기도 합니다. 일부이긴 합니다만, 종양이나 결핵 때문에 생기기도 하고 선천적으로 척추가 약한 것도 원인이 됩니다. 구체적으로는 척추뼈의 협부에서 생기는 '협부형', 선천적으로 이상이 있는 '선천형', 디스크가 망가지거나 후관절이 느슨해지는 '퇴행형'으로 구분하는데 휘어진 척추가 점점 더 꺾이면서 신경을 눌러 통증을 유발하는 것은 같습니다. 만일 부모님 대부터 허리에 이상이 있었고, 협부형이나 퇴행성 소지가 적다면 선천성을 의심해볼 수 있습니다.

　환자들에게 척추전방전위증을 이야기하면 가끔 "척추뼈가 앞으로 밀려 있는데 어떻게 서 있을 수가 있죠?"라고 묻습니다. 엑스레이나 MRI 상에서는 허리뼈가 앞으로 밀려나와 있는 모양이 그대로 보이기 때문에 의아해 하는 것도 일리가 있습니다. 하지만 척추전방전위증이 나타날 정도로 심각한 상황에서도 일상생활을 할 수 있는 것은, 척추가 척추뼈로만 이루어진 것이 아니기 때문입니다. 우리 몸의 척추는 근육과 인대 등 주변 조직에 의해 고정돼 있습니다. 인대가 단단히 척추체를 연결하고 주변 근육은 일종의 코르셋처럼 뼈가 엇나가지 않도록 잡아줍니다. 덕분에 당장 미끄러져 내릴 것처럼 뼈가 분리된 상황에서도 척추뼈 자체는 쉽게 무너져 내리지 않습니다. 물론 이를 오래 방치하다가는 큰일이 나겠죠?

척추뼈가 정상적인 구조에서 압력을 받으면 디스크와 주변 인대 그리고 근육은 정상적인 스트레스만 받습니다. 정상적인 스트레스란 일정 정도의 휴식과 충분한 수면으로 원래 상태로 돌아올 수 있을 정도의 스트레스를 말합니다. 하지만 척추분리증과 같은 상태의 비정상적인 구조에서 압력을 받게 되면 주변 조직은 정상적인 구조일 때보다 더 많은 일을 해야 합니다. 흔히 과부하라고 하는데, 할 수 있는 일보다 더 많은 일을 수행해야 할 때 우리는 어떻게 되나요? 지치고 피곤합니다. 아프기도 하죠. 척추도 마찬가지입니다. 비정상적인 구조에서 인대와 근육은 끊임없이 손상을 받고, 손상이 계속되면 질환으로 이어지기도 합니다. 디스크 파열이나 인대가 무리

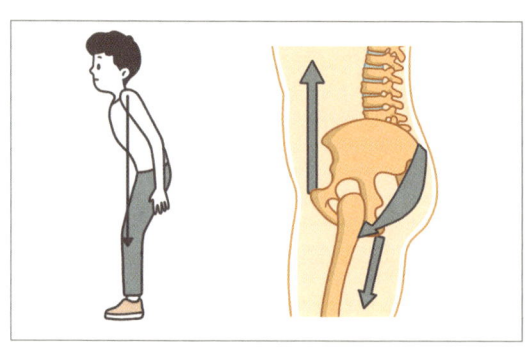 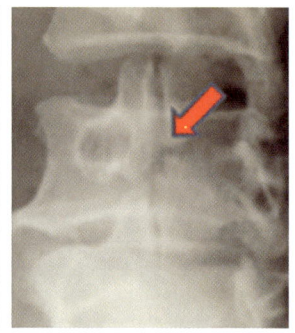

Phalen-Dickson sign 햄스트링 단축(Hamstring tightness)

하게 두꺼워지는 증상이 나타납니다. 이렇게 되면 조직이 척추관에 영향을 미치고, 신경이 자극을 받아 통증이 유발되는 것입니다. 극심하게 척추관이 좁아지는 경우 척추관협착증이 발생하기도 합니다. 척추전방전위증이 다른 척추질환을 더 가중시키기 전에 예방하는 차원에서라도 적절한 치료와 관리가 필요합니다.

척추전방전위증의 주요 증상은 일단 통증입니다. 앉아 있을 때 증상이 없다가 일어날 때나 걸을 때 신경이 압박되어 허리 통증 및 다리 저림감, 하지 방사통이 나타납니다. 아침에 잠자리에서 일어날 때도 통증이 찾아옵니다. 척추뼈가 앞으로 밀리면서 주변 신경이 자극을 받아 다리 저림과 같은 증상도 나타납니다. 그리고 척추전방전위증이 계속되면 엉덩이와 걸음걸이의 변화가 나타납니다. 몸은 하나의 조직이 퇴화되면 다른 데도 영향을 미칩니다. 어긋난 뼈로 인해 앞쪽으로 몸을 굽히는 구부정한 자세를 취하게 되면 허리가 잘 돌아가지 않게 됩니다. 주변에서 걸음걸이가 이상하다는 이야기를 듣는 정도라면 척추전방전위증의 증상이 이미 진행되고 있는 것으로 보입니다.

척추전방전위증 자가진단

- 앉아 있을 때는 증상이 없다가 일어나 걸을 때 통증이 나타난다.
- 다리가 자주 저리다.
- 허리를 뒤로 젖히거나 바로 누우면 요통이 발생한다.
- 움직일 때마다 다리 쪽이 쑤시고 저린 증상이 나타난다.
- 허리 주위 및 엉덩이 주위로 통증이 심하게 나타난다.

3대 척추질환

1. 디스크탈출증
척추뼈와 척추뼈 사이에 위치한 디스크(추간판)가 돌출되어 통증 및 신경 증상을 유발하는 질환. 탈출된 위치에 따라 목과 허리에 주로 통증이 나타난다. 섬유륜 형태의 디스크가 균열이나 파열로 탈출되면 신경이 눌리고 염증이 생긴다. 목디스크의 경우 팔에, 허리디스크의 경우에는 다리에 통증이 찾아온다. 비수술 치료를 우선 실시하지만 극심한 신경 이상이 나타날 경우 수술적 치료의 대상이 된다.

2. 척추관협착증
척추뼈의 앞부분인 추체와 디스크 그리고 척추뼈의 뒷부분인 추궁판으로 둘러싸여 있는 척추관이 좁아지는 질환. 척추관은 뇌에서부터 나온 신경이 경추, 흉추를 통과해 요추부에서 하지로 가는 신경의 통로다. 주변 조직의 증가로 척추관이 좁아지면 신경을 압박해 여러 가지 증상을 일으킨다. 비수술 치료를 우선하지만 자연 회복을 기대할 수 없을 만큼 증상이 심할 때는 수술을 선택하기도 한다.

3. 척추전방전위증
척추뼈가 앞쪽으로 미끄러져 나가 통증이 발생하는 질환. 척추협부가 없어 척추뼈가 분리됨으로써 발생하는 분리성 척추전방전위증과 척추관절의 퇴행성 변화로 발생되는 퇴행성 척추전방전위증으로 나뉜다. 요통, 하지방사통, 근력 약화, 감각 둔화, 보행 이상, 자세 변화 등의 다양한 증상이 발생할 수 있다. 증상이 경미하면 비수술 치료를 진행한다. 수술적 치료에는 유합술, 고정술이 있다.

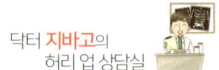

1) 척추전방전위증의 세 가지 원인

- 선천성: 척추체의 뒤쪽에서 위아래 관절을 연결하는 관절돌기의 선천적 결함(척추분리증)으로 인해 나타난다.
- 후천성: 반복적으로 허리를 과도하게 사용해 척추 마디를 이어주는 연결고리가 끊어지는 경우에 발생한다. 이렇게 후천적 척추분리증에 의해서도 생길 수 있다.
- 퇴행성: 나이에 따른 척추의 퇴행성 변화로 디스크 간격이 좁아져 척추뼈를 지탱해주는 근육과 인대가 느슨해진다. 이로 인해 척추후관절이 불안정해져 척추를 잘 받쳐주지 못하고, 연결고리가 붙어 있어도 척추뼈가 미끄러지는 경우다.

척추전방전위증 치료하기

초기일수록 치료가 수월하다. 약물치료, 물리치료, 주사치료, 보조기 착용, 운동치료를 병행하고 통증 완화를 위해 비수술 치료를 시도한다. 증상이 심각하면 수술적 치료인 고정술을 하기도 한다.

1) 비수술 치료

풍선확장술, 신경성형술과 신경주사치료를 실시할 수 있다. 염증 부위에 풍선을 이용하는 풍선확장술은 염증과 유착을 가라앉히는 데 효과가 있다. 병변 부위에 직접 약물을 주입하는 신경성형술도 신경부종을 줄여 통증 해소에 도움이 된다.

하지만 비수술적 치료는 모두 근본적인 치료는 아니다. 치료를 받고 증상이 호전됐다고 해서 병이 없어진 것이 아니며, 생활습관 교정과 함께 신경치료를 병행해야 한다. 신경주사치료는 디스크나 협착증 등으로 압박받고 손상된 신경에 국소마취제, 항염증제(steroid), 유착방지제(hyaluronidase) 등 약물을 투여하는 치료방법이다.

2) 수술적 치료

일반적으로 분리성 척추전방전위증은 척추불안정증을 유발하기 때문에 척추를 고정시켜주는 척추고정술이 필요하고, 퇴행성 척추전방전위증은 신경관을 넓혀주는 감압술을 한다. 퇴행성의 경우도 불안정성을 막기 위해 척추고정술을 함께하기도 한다. 신경통로만 넓혀주는 수술의 경우는 내시경으로 가능하다.

불안정한 척추를 인공인대로 안정적으로 잡아주는 인공인대성형술, 좁아진 신경의 압박을 풀어주는 미세현미경신경감압술, 분리된 뼈를 바로 잡아 연결해주는 척추유합술이 도움이 된다.

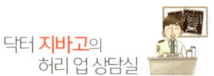

04
젊은 나이의 만성 요통 환자라면 눈여겨보자 : 척추분리증

Q

10대 아들이 매일 허리가 아프다고 이야기합니다. 농구나 야구 같은 운동을 하고 온 날은 밤새 끙끙 앓습니다. 처음에는 성장통인 줄 알고 넘겼는데, 점점 더 아프다고 하네요. 남편도 어릴 때부터 허리가 자주 아팠다고 하는데요, 어린 나이에도 허리병이 생길 수 있나요?

(42, 여, 학부모)

A 보통 목과 어깨, 허리 쪽 질환은 퇴행성 질환이 많습니다. 백세 시대라고는 하지만, 가만 보면 인체에는 '연한'이라는 것이 있는 것 같습니다. 나이가 들면 안 아픈 곳이 없지요. 어깨에도 오십견이 찾아오고 멀쩡하던 허리나 무릎이 아파오기도 합니다. 그런데 '아파도 괜찮다'는 생각을 합니다. 나이가 들면 누구나 아플 수 있다는 생각 때문에 젊을 때처럼 "혹시 큰 병이 아닐까?" 하는 걱정은 덜 하는 것 같습니다.

그런데 요즘은 환자의 나이가 점차 어려지고 있습니다. 장수를 하니 나이 든 환자가 늘어나는 것이야 당연한 것인데, 젊은 환자들도 늘어나니 참 아이러니지요. 생활습관과 큰 상관이 있습니다만, '선천적 문제'를 일찍 알아채고 오는 경우도 종종 있습니다. 예전이라면 대수롭지 않게 넘겼을 증상들도 스스로 자신의 몸을 잘 살펴서, 부모들이 이상 유무를 확인하기 위해서 진료실을 찾아옵니다. 그럴 때는 다행이라는 생각도 듭니다. 병이란 것은 미리 알아서 조심하면 좋은 친구처럼 지낼 수도 있으니까요.

앞서도 설명했듯이 단순 허리 염좌는 2주를 넘기지 않습니다. 농구를 하고 야구를 해도 젊기 때문에 회복 속도도 빠릅니다. 그런데 10대임에도 허리 통증이 계속된다면 다른 원인 질환을 의심해보게 됩니다.

부모님들이 잘 모르는 선천적 허리 질환 중에 척추분리증이란 것이 있습니다. 척추관절의 결함으로 척추뼈가 분리되어 불안정해지는 질환입니다. 주로 척추뼈 뒷부분 즉 등 쪽에 있는 관절돌기의 문제 때문에 발생합니다. 관절돌기는 위쪽과 아래쪽의 뼈를 고정시키는 역할을 하는데, 어떤 이유에서든 이 관절돌기에 문제가 생겨 척추가 불안정해지는 것입니다.

척추분리증은 100명 중 10~15명 정도가 가지고 있을 정도로 흔한 질환입니다. 엑스레이 검사로도 쉽게 확인할 수 있습니다만 모르고 사는 경우가

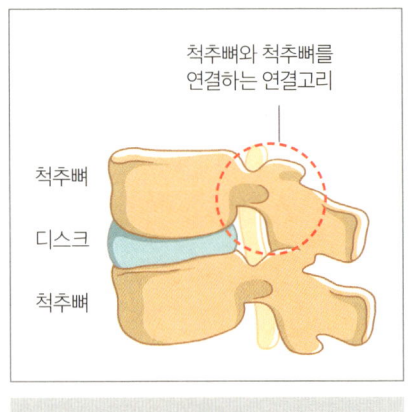

정상

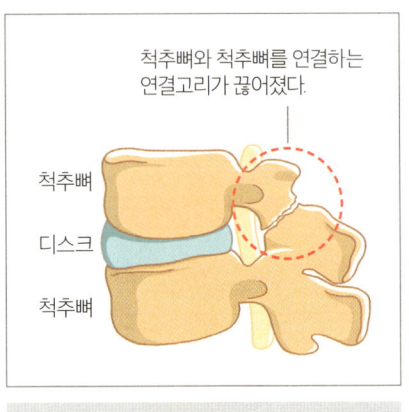

척추분리증

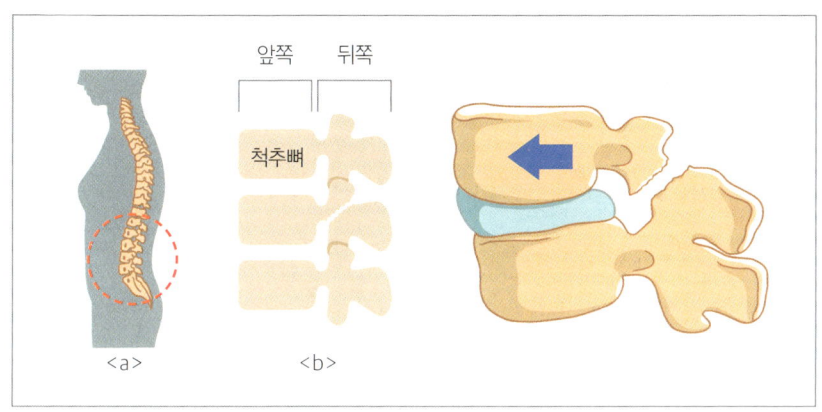

많습니다. 허리에 큰 부담을 주지 않으면 통증이 나타나지 않기 때문에 평생 모르고 살기도 합니다.

척추분리증은 선천적 원인 외에도 다양한 원인으로 발병합니다. 반복적인 피로 골절 및 치유의 과정에서 서서히 진행되기도 하고, 레슬링이나 낙상 등 심한 외상 때문에 협부 이외의 지지부가 골절을 일으켜 이차적인 현상으로 척추분리증이 나타나기도 합니다. 골조직의 변성으로 척추의 안정성이 손상됐을 때도 척추분리증이 나타날 수 있습니다.

선천적 원인에 의한 척추분리증 환자의 경우, 허리에 무리를 주는 운동을 많이 하거나 교통사고 등의 외상 혹은 퇴행이 가속화돼 통증이 나타나서 척추분리증을 알아채는 경우가 많습니다. 척추분리증은 그 자체로도 통증과 기타 증상을 일으킬 수 있어 관리가 필요하지만, 허리 건강에 악영향을 미치기 때문에 적절한 치료가 필요합니다. 척추분리증으로 금이 간 허리뼈는 저절로 붙지 않고 점점 틈이 벌어지면서 굳은살로 벌어진 틈이 메워집니다. 그러면서 주변 조직이 자극을 받는데, 척추뼈의 연결이 끊어지고 앞으로 밀리는 전방전위증으로 발전할 가능성이 커집니다.

실제 통계에 따르면 척추분리증 환자 중 약 20%는 척추뼈가 앞으로 밀리는 척추전방전위증을 앓습니다. 또한 척추분리증은 퇴행성관절염이나 척추관협착증 등의 합병증 가능성도 높입니다. 뒤쪽 관절에 염증이 생기면 관절이 헐거워지면서 척추체가 튼튼히 고정되지 못해 후관절이 벌어지게 됩니다. 그러면 척추체는 앞으로 빠지고 그로 인해 신경이 눌리면서 통증이나 저림 증상까지 찾아올 수 있습니다.

10대임에도 허리 통증이 자주 찾아온다면 검사를 받아보는 것이 좋습니다. 간단한 엑스레이 검사로 진단이 가능합니다. 척추분리증이 있다고 모두 통증이 있는 것은 아니지만 통증이 생길 가능성은 높습니다. 반복적으로 둔한 만성 허리 통증이 발생하고 엉덩이 및 넓적다리의 연관통이 동반되고, 걸을 때나 자세 변화 등에 의해 다리에 통증이 찾아오고 통증이 심해집니다. 협착증처럼 허리를 뒤로 젖힐 때 증상이 악화되고 굽히면 호전되는 것도 척추분리증의 특징입니다. 척추분리증 환자가 허리 관리를 잘하지 않으면 약한 허리에 부담이 많이 가서 통증이 심해집니다.

척추분리증 자가진단

- 🔺 원인 모를 허리와 다리 통증이 발생한다.
- 🔺 반복적으로 둔한 만성 허리 통증이 발생한다.
- 🔺 엉덩이 및 넓적다리의 연관통이 동반된다.
- 🔺 걸을 때나 자세를 바꿀 때 통증 및 저린 느낌과 힘이 빠지는 느낌이 든다.
- 🔺 허리를 뒤로 젖힐 때 증상이 악화되고 굽히면 호전된다.

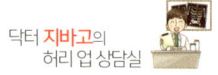

1) 척추분리증의 예방

선천적으로 척추분리증을 갖고 있다고 해도 모두 통증이 생기거나 허리가 나빠지는 것은 아니다. 허리와 골반을 안정화시킬 수 있는 중심복근과 허리근육을 강화하면 척추전방전위증으로 진행되지 않는다. 평소 과격한 운동을 자제하고 본인에게 알맞은 강도의 운동을 찾는 것이 중요하다. 허리에 부담을 주는 레슬링과 같은 격한 운동은 피하는 것이 좋다.

척추분리증 치료법

척추분리증의 경우 보존적 치료가 우선 진행된다. 통증 감소와 허리 근육 강화가 목표다.

1) 비수술 치료

초기에는 통증과 염증을 가라앉히기 위해 소염진통제나 복합진통제를 복용하고 물리치료와 운동프로그램으로 유연성과 근력을 향상시켜준다. 통증이 심해지면 분리증 부위에 주사치료와 신경치료를 시행한다. 통증이 없어져도 3~6개월 동안 재활치료를 받는 것이 좋다. 허리 근력 강화에 도움이 되는 운동치료도 중요하다.

2) 수술적 치료

척추전방전위증이 진행되어 통증이나 신경학적 증상 때문에 환자의 일상생활이 영향을 받고 보존적 치료에도 호전되지 않으면 수술을 고려할 수 있다. 이런 경우에는 골유합술이 필요하다.

05
아침에 통증이 심해진다면? : 디스크내장증

Q 오래 앉아 있으면 허리가 아픕니다. 허리를 앞으로 굽히면 너무 아파서 양말도 신을 수가 없어요. 그런데 걸어다니거나 움직일 때는 잘 아프지 않고 별다른 이상을 느끼지 못합니다. 그러다 다시 오래 앉아 있으면 허리에 통증이 느껴지는 경우가 많습니다. 도대체 이유가 뭘까요? (47세, 남, 식당 경영)

A 이야기를 들으니 한 환자 생각이 납니다.

직장생활을 도저히 할 수가 없다며 50대 남편과 아내가 진료실을 찾아왔습니다. 가장인 남편의 얼굴에는 고통스러운 표정이 역력한데 함께 온 아내의 얼굴에는 짜증이 많이 묻어 있었습니다. 아내의 하소연은 "디스크 때문에 남편이 6년째 먹고 놀고 있어요"라는 것이었습니다.

남편이 이야기하는 증상은 디스크와 비슷했습니다. 그런데 여러 병원을 다니면서 "디스크에는 이상이 없다"라는 이야기를 들었다고 합니다. 아내는 남편보다는 의사의 말이 더 믿기 쉬웠을 겁니다. 함께 장을 보러 다닐 때는 멀쩡해 보이니 아내로서는 '꾀병'이라고 단정을 내리고 있었던 거죠. 하지만

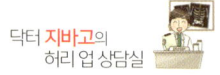

남편은 어땠을까요? 말 그대로 '죽을 맛'이라고 했습니다. 직장생활을 할 때는 그야말로 고역이었는데 병원에서는 별 이상이 없다고 하니, 그야말로 죽을 맛이었던 거지요. 게다가 여기저기 병원을 돌아다니며 상당한 병원비까지 쓴 상황이었으니 사면초가가 따로 없었습니다.

다들 디스크는 아니라고 하는데, 이 남편의 질환은 도대체 무엇이었을까요?

제가 찾아낸 질환은 바로 '디스크내장증'이었습니다. 디스크내장증은 디스크가 퇴화하는 과정에서 밖으로 파열되거나 탈출되는 것이 아니라 안으로 파열되어 통증과 불편이 나타나는 질환입니다.

디스크내장증의 특징은 서 있거나 누울 때는 아프지 않다가 앉아 있거나 허리를 꺾을 때, 특정 자세를 할 때 통증이 심해지는 것입니다. 허리에 극심한 통증이 있고 오래도록 사라지지 않지만, 다리나 주변 조직이 저리고 아픈 방사통은 비교적 심하지 않습니다. 설핏 보면 디스크 같지만 디스크는 아닌 것이지요. 실제 디스크로 오인한 많은 환자들이 관련 치료를 받다가 통증이 개선되지 않아 좌절하는 경우도 많습니다.

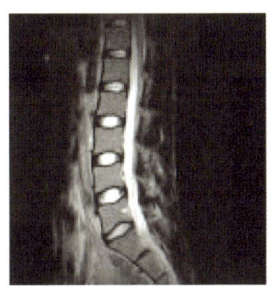
정상

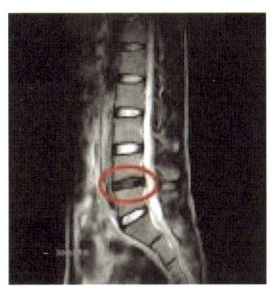
디스크내장증

문제는 일반 디스

크 검사로는 디스크내장증을 찾아내기 어렵다는 것입니다. 일반 디스크는 엑스레이에서 의심을 좀 하다가 MRI에서 확실하게 진단을 내리게 됩니다. 그런데 내장증은 MRI에서 다른 디스크에 비해 유독 까맣게 드러나는 정도일 뿐입니다. 디스크 안쪽에 문제가 있어서 바깥으로 빠져나와 신경을 누르는 모습은 보이지 않기 때문에 디스크로 진단을 내리기가 어려운 것입니다.

디스크내장증을 확진하기 위해서는 통증유발 검사라는 조영술이 필요합니다. 디스크에 약물을 넣어 통증을 유발하는 검사로, 문제가 의심되는 디스크에 식염수나 조영제를 넣고 높아진 압력으로 인해 통증이 나타나는지를 검사합니다. 디스크내장증 환자들은 식염수나 조영제를 넣어 찢어진 디스크의 압력이 올라가면 심한 통증을 호소합니다. 이렇게 디스크의 압력을 올리고 CT를 찍으면 조영제를 통해 찢어진 디스크를 한눈에 확인할 수 있습니다.

디스크내장증은 퇴행성 디스크 상태에서 만성적인 충격 혹은 급성 충격으로 디스크를 싸고 있는 섬유륜에 일부 파열이 올 수 있습니다. 섬유륜 주변에는 통증 유발 신경이 있고, 이 신경이 자극되어 통증을 유발합니다. 허리 굽힘 동작이나 오래 앉아 있는 자세로 압력이 올라가면 신경이 자극을 받는데 이때 통증이 심해집니다. 하지만 디스크처럼 다리가 심하게 저리지는 않습니다. 보통 눕거나 걸을 때는 디스크의 압력이 높아지지 않아 통증이 찾아오지 않습니다. 그러다 앉거나 구부정한 자세를 하게 되면 디스크의 압력이 높아집니다. 이렇게 디스크의 압력이 높아지는 특정 자세에서 통증이 심해집니다. 디스크 압력이 높아지면 주변 통증 유발 신경이 자극되어 더욱 통증이 커집니다.

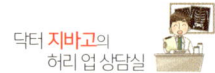

디스크내장증은 진단의 어려움은 있으나 치료가 어려운 병은 아닙니다. 제때 진단과 치료를 받아 시간과 에너지를 낭비하는 일이 없기를 바랍니다.

디스크내장증 자가진단

- 걸을 때는 증상이 없으나 오래 앉아 있으면 통증이 나타난다.
- 양말을 신을 때 허리를 앞으로 숙이면 통증이 심해진다.
- 누워서 다리를 올리면 무리 없이 잘 올라간다.
- 자세 변화 시 통증이 악화된다.
- 구부정한 자세에서 허리를 펴면 통증이 줄어든다.

1) 디스크탈출증 VS 디스크내장증

디스크내장증은 디스크와 비슷하게 다리가 저리기도 하지만 디스크와 달리 감각마비 등의 신경 증상은 없다. 디스크내장증이 있다고 해서 반드시 통증이 있는 것은 아니고 일부 환자는 통증을 전혀 느끼지 못하기도 한다.

보통 허리 깊은 곳에서 느껴지는 요통이 주요 증상인데, 서 있는 것보다 앉아 있는 것이 더 힘들고 허리를 굽히면 통증이 심해진다. 일상적인 활동이나 운동은 요통을 더 악화시키며 휴식을 취해도 쉽게 나아지지 않고 수개월이 지나면 더욱 악화되기도 한다.

2) 알쏭달쏭 디스크내장증의 원인

디스크내장증의 원인으로 꼽히는 것은 노화와 외상이다. 디스크의 노화가 진행되는 가운데 교통사고 같은 갑작스러운 충격이나 무거운 물건을 자주 들면서 허리를 삐끗하는 것과 같은 사소한 외상에 의해서도 발생할 수 있다. 다만, 디스크내장증은 젊은 사람 중에도 많이 발생해 노화만으로 설명하기는 무리가 있다. 외상, 노화, 자가면역질환 등 여러 가지 원인이 복합적으로 작용하는 것으로 추정되고 있다.

디스크내장증 치료하기

디스크내장증은 급성기에는 비스테로이드성 진통소염제와 경막외 스테로이드 주사제로 통증을 가라앉힌다. 비수술 치료로 통증과 염증을 가라앉히다 만성화된 경우는 고통 경감 치료와 함께 시술적 치료를 한다. 최근에는 경막외내시경을 이용한 치료를 한다. 직경이 얇은 경막외내시경을 디스크 주변에 거치하고, 레이저로 디스크 주변의 통증 신경을 소작하는 치료이다.

비수술 치료

초기에 발견하면 약물 및 주사 치료, 물리치료 등 비수술적인 치료로 통증을 줄여가면서 경과를 살핀다. 대체로 비수술적 치료만으로도 증상이 좋아지는 경우가 많다. 단, 그냥 관찰만 하는 것이 아니라 허리를 강하게 만들어주는 운동을 지속적으로 하는 것이 필요하다. 허리 근육이 튼튼해지면 고장난 디스크로 가는 부담이 훨씬 줄어들어 요통이 완화된다. 그래도 증상이 심할 경우에는 고주파로 통증 부위를 치료할 수도 있다.

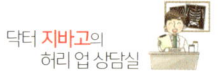

수술적 치료

　약물치료나 물리치료, 운동요법으로 6개월 이상 치료를 했는데도 통증이 해결되지 않는 경우 수술을 고려할 수 있다. 내시경디스크제거술, 현미경디스크제거술 등으로 문제가 되는 디스크 내 이상 병변을 제거한다. 이로써도 호전될 여지가 많지 않으면 오랜 기간 지속돼 문제가 된 디스크를 인공디스크로 교체하는 인공디스크치환술을 실시한다. 현미경으로 피부의 2~3cm만 절개하면 피부, 근육, 인대, 척추뼈, 신경, 혈관의 손상 없이 인공디스크로 교체할 수 있다. 척추의 안정성 확보를 위해 척추유합술을 병행하기도 한다.

06
휘는 허리 심해지는 통증을 멈춰라 : 척추측만증

Q 중학교 2학년에 올라가는 우리 딸아이 허리가 옆으로 살짝 휜 것 같아요. 언뜻 보면 괜찮은데, 자세히 보면 가슴 크기도 양쪽이 조금 다른 것 같고, 신발도 한쪽만 빨리 닳아요. 어떻게 해야 허리를 똑바로 펴고 아름답게 클 수 있을까요? (47세, 여, 학부형)

A 얼마 전 TV를 보다가 세계에서 가장 빠른 사나이 우사인 볼트, 미국 여자 프로골프 선수 스테이시 루이스, 대한민국 펜싱 여제 남현희 선수 등이 모두 척추측만증을 달고 살았다는 이야기를 들었습니다. 운동선수로서는 상당히 치명적인 질환이었을 텐데 이를 극복하고 세계적인 선수가 됐다는 것이 놀라웠습니다.

우리 몸의 중심축 역할을 하는 척추는 7개의 경추와 12개의 흉추, 5개의 요추 그리고 4개의 미추까지 총 33개의 뼈로 구성되어 있습니다. 척추는 앞에서 봤을 때 일자, 옆에서 보면 완만한 S자의 만곡형이 정상입니다. 그러나 알 수 없는 원인에 의해 척추가 틀어지고 휘어져 옆에서 봤을 때 S자가 되고, 10도 이상의 척추 변형을 나타내는 경우 '척추측만증'이라고 합니다.

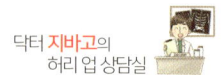

척추측만증은 말 그대로 척추가 옆으로 휘는 병입니다. 마디마디가 회전하면서 비틀어지는 변형을 동반합니다. 제때 치료하지 않고 방치하면 결국 척추가 틀어지고 휘어지는데, 변형이 심한 경우엔 주위의 장기를 압박해 심각한 합병증까지 불러올 수 있어 주의가 필요합니다.

보통 척추측만증은 10대 성장기에 발병해 청소년의 키에 영향을 미친다고 알려져 있지만, 노령기에도 디스크 노화, 협착증, 근력 약화, 골다공증성 압박골절의 영향으로 퇴행성 측만증이 나타납니다. 따라서 척추가 바르고 곧게 펴 있는지 수시로 확인할 필요가 있습니다.

연령별로 보면 청소년에게는 특발성 척추측만증이 가장 많습니다. '특발성'이란 원인을 모른다는 의미입니다. 척추측만증은 성장하면서 더욱 휘어지는 경향이 있어서 그 시기에 치료를 받지 않으면 계속 휘어집니다. 심한 경우에는 70도, 80도까지 휘어지기도 합니다. 환자 중 한 명은 척추측만증으로 인해 평생 목욕탕에 가본 적이 없다고 했습니다. 사람들의 시선 때문에 공공장소에서 옷을 벗는 걸 피하게 된 것이죠. 14세 때 처음 척추측만증 진단을 받았지만 여러 가지 사정으로 치료를 제때 하지 못해 20년 넘게 방치를 하고 살았다는 이야기를 듣고 실로 안타까운 마음이 들었습니다.

일반적으로 청소년기에 나타나는 특발성 척추측만증은 가족들이 쉽게 알아차릴 수 있습니다. 등 모양이 이상하거나 어깨 높이가 다르거나 가슴의 크기가 다르게 보일 때는 병원을 찾아 검사를 해보아야 합니다. 증상을 대수롭지 않게 여기고 적절한 치료를 받지 않으면 상태는 점점 심각해집니다. 한번 휜 척추는 쉽게 펴지지 않기 때문에 발견과 치료는 빠르면 빠를수록 좋습니다.

성인에게 나타나는 척추측만증은 퇴행성 질환으로 인한 경우가 많습니다. 퇴행성 질환, 골다공증성 압박골절의 영향으로 척추가 휘는 경우입니다. 나이가 들어 척추의 골밀도가 떨어지면 척추뼈가 찌그러져 내려앉고 척추가 무너져 압박을 받게 됩니다. 변형이 심해질수록 좌우가 틀어진 척추뼈 사이로 신경이 끼어들면서 통증이 심해집니다. 한 대학교 의료원의 발표 자료에 따르면, 60대 이상의 척추질환 치료 대상 노인 중 35.5%가 '척추측만증'을 진단받았다고 합니다. 척추측만증을 앓고 있는 경우 일반 노인들에 비해 골반과 허리 부위의 통증이 두 배 이상 높습니다.

척추측만증은 그 자체로 위험한 질환이지만 합병증도 무시할 수 없습니다. 척추가 급격히 휘면 내장기관을 감싸는 흉곽이 줄어들면서 폐를 압박합니다. 갈비뼈가 다닥다닥 붙어 장기를 누르기도 합니다. 후방감압유합술과 같은 수술을 해주지 않으면 장기에 2차적인 손상을 받을 수도 있습니다. 나이에 상관없이 척추의 변형이 나타났을 때는 지체 없이 병원을 찾아 적절한 처치와 치료를 받아야 합니다.

척추측만증 자가진단

- 통증은 없으나 신체가 불안정하고 쉽게 피곤해 학습능력이 떨어진다.
- 양쪽 가슴의 높이가 다르다.
- 골반이 기울어지면서 양쪽 다리 길이가 차이 난다.
- 허리를 굽힌 상태를 뒤에서 보면 어깨 견갑골의 한쪽이 튀어나와 보인다.
- 속옷이나 가방끈 한쪽이 자꾸 아래로 떨어진다.

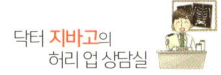

1) 척추측만증 자가검진법

척추측만증이 의심될 때는 스스로 점검을 해볼 수 있다. 우선 두 발을 똑바로 모으고 무릎을 편 후 허리를 90도로 구부린다. 그리고 뒤에서 각도를 잰다. 신체검사상 5~7도, 엑스레이 검사상 10도 이상의 경사가 나타나면 척추측만증이라고 진단한다.

척추측만증 진단법

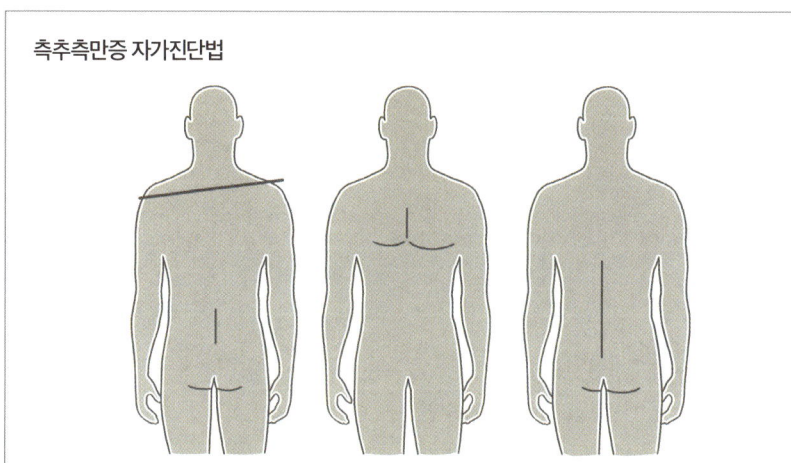

척추측만증 자가진단법
1. 똑바로 서 있을 때 어깨의 높이가 다르다.
2. 양쪽 가슴의 크기가 다르다.
3. 골반이나 엉덩이가 한쪽으로 삐뚤어져 있다.
4. 양쪽 어깻죽지 뼈 중 한쪽이 튀어나와 있다.
5. 차렷 자세에서 몸통과 양쪽 팔 사이의 간격이 동일하지 않다.
6. 몸을 앞으로 숙였을 때 한쪽 등이 튀어 나온다.

대부분 어깨 높이가 확연히 차이가 나거나 한쪽 등이 확연히 튀어나와 있을 때 척추측만증일 가능성이 높다. 척추측만증이 심할 경우 튀어나온 정도는 더 심각하다. 좌우가 틀어진 척추뼈로 인해 신경이 압박을 받으면 극심한 통증을 동반하는 경우도 많다.

2) 왜 측만증 척추는 S자로 휠까?

측만증은 척추가 좌우로 휘어지거나 옆에서 볼 때 앞뒤로 휘어지는 질환이다. 등이 휘어진 각도 및 방향이 사람마다 다르게 나타나기 때문에 겉으로 보기에 티가 나지 않는 경우도 있다. 측만증을 앓는 척추가 S자로 휘는 것은 몸의 방어력 때문이다. 허리의 정상적인 모양인 C자로 크게 휘면 한쪽으로 몸이 기울어져서 보행이 힘들어지지만 S자로 휘면 한쪽이 휜 것에 맞추어 다른 한쪽이 휘어서 균형이 맞게 된다. 보기에는 안 좋고 키도 줄지만 S자로 휘는 것이 신체로서는 기능이 가장 적게 나빠지는 셈이다.

척추측만증 치료하기

퇴행성 척추측만증 환자의 경우 척추를 받치는 힘을 키워주는 보존적 치료가 효과가 있다. 퇴행성 척추측만증은 척추 아래 허리 부위가 많이 휘어진다. 비교적 심하지 않게 20~30도로 휘어진 상태에서 척추뼈가 옆으로 어긋나는 게 특징이다. 이럴 때는 척추 근력 강화 운동을 집중적으로 하는 것이 좋다. 보통 주저앉은 자세를 세워만 줘도 통증이 줄어든다.

1) 비수술 치료

측만증 각도가 20도 미만일 경우에는 운동치료를 한다. 20도 이상일 경우, 성장 중인 유아 및 청소년이라면 성장이 멈출 때까지는 보조기 착용을

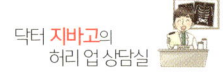

고려해야 한다. 보조기를 제거한 이후에는 주기적으로 엑스레이 진단으로 만곡의 정도를 확인한다. 척추교정운동과 근력운동은 보조기를 착용하더라도 지속적으로 해야 한다. 근력운동을 하지 않으면 추후 근육위축에 의한 동통을 유발하며 보조기 제거 후 다시 측만이 진행될 수 있다.

2) 수술적 치료

통증의 원인을 없애기 위한 근본적인 치료는 수술이다. 청소년의 경우 측만증이 심하면 미용적으로도 매우 큰 문제가 될 수 있고, 심폐기능의 문제도 생길 수 있다. 또, 이로 인한 정신적 문제도 동반될 수 있다. 측만 정도가 50도 이상일 경우 또는 신경장애·호흡장애 등 합병증 동반 시에는 수술적 치료가 필요하다. 척추 수술은 휘어진 허리를 펴주고, 잡아줄 것은 잡아 고정해서 눌려져 있는 신경을 풀어준다.

척추측만증 교정술은 만곡이 더 이상 진행되지 않도록 척추를 교정해 고정하는 수술이다. 우선 만곡을 줄이기 위해 척추를 일자로 펴면서 휘어진 척추를 교정한다. 척추를 펴는 정도는 신경 손상을 일으키지 않는 정도로 한정한다. 척추뼈의 위치를 확인하면서 나사를 박는데, 힘을 많이 받는 안쪽에는 나사를 많이 박는다. 금속봉을 대면서 휘어진 안쪽 골반부터 순차적으로 교정하면서 안쪽 나사와 연결한다. 금속봉은 바깥쪽 나사와도 연결한다. 그런 다음 나사에 캡을 씌워 수술을 마무리한다.

07
척추뼈가 주저앉아 키까지 줄어든다 :
척추압박골절

Q 사무실에서 대청소를 하다가 바닥의 물기를 미처 못 보고 미끄러졌습니다. 그러고도 하루 종일 아무렇지 않았는데 아침이 되니 허리가 아파 오기 시작했습니다. 병원에 갔더니 뼈가 부러졌다고 하네요. 그렇게 쉽게 뼈가 부러질 수 있나요? (43, 여, 회사원)

A 흔히 뼈가 부러졌다고 하면 심한 통증이 있을 것이라고 예상합니다. 하지만 팔과 다리의 골절은 똑 하고 뼈가 부러지는 경우지만, 척추 압박골절의 경우 부러졌다는 표현보다는 '내려앉았다'는 표현이 더 적합할 것 같습니다. 결론부터 말씀드리면 서서히 진행되는 압박골절은 통증이 없는 경우도 있습니다.

척추압박골절을 경험한 환자들의 증상은 제각각입니다. "옆구리가 욱신욱신하다." "갈비뼈가 쿡 찌르듯이 아프다." "움직이기만 하면 아픈데 가만히 있으면 괜찮다." "자다가 몸을 뒤척이면 아프다." "허리가 끊어

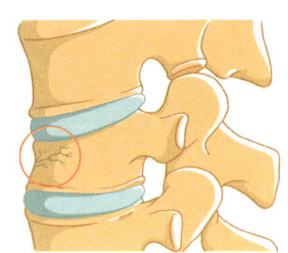

질 듯이 아프다." 때로는 경미한 사고 이후에 발생한 통증이어서 근육이 뭉친 걸로 생각하고 한동안 참다가 병원에 오는 경우도 있습니다.

척추압박골절은 척추뼈의 지지조직이 부서지면서 척추뼈가 주저앉는 질환입니다. 척추뼈를 가로로 놓고 보면 디스크가 충격을 흡수하는 앞기둥과 신경이 지나가는 중간기둥, 돌기가 있는 뒷기둥 등 세 부분으로 나눌 수 있습니다. 척추압박골절은 중간기둥과 뒷기둥에는 손상 없이 앞기둥에만 골절이 발생하는 특징을 보입니다. 고령의 환자가 갑작스럽게 통증을 호소하면서 꼼짝도 못하고 괴로워하는 경우 척추압박골절일 가능성이 높습니다.

그런데 왜 척추뼈가 압박골절을 겪게 되는지 궁금하지 않으신가요?

척추압박골절을 일으키는 가장 흔한 원인은 뼈가 약해지는 '골다공증'입니다. 인체의 뼈는 가만히 고정돼 있는 것 같지만 세포 단위에서 보면 그렇지 않습니다. 10년을 사이클로 완전히 새로운 조직으로 바뀔 정도로 변화가 심합니다. 조골세포와 파골세포는 끊임없이 뼈조직을 파괴하고 생성합니다. 뼈가 자라는 청소년기에는 파골세포보다 조골세포가 활발히 일을 하고, 노년기가 되면 조골세포보다 파골세포가 더 활발히 일을 합니다.

뼈세포가 원활하게 만들어지지 않으면 뼈에는 구멍이 숭숭 뚫리게 됩니다. 연령에 따라 골다공증의 유병률은 50대 15.4%, 60대 36.6%, 70대 이상 68.5%로 10년 단위로 두 배씩 증가합니다. 특히 여성의 경우 폐경으로 인해 골다공증에 쉽게 걸립니다. 여성호르몬에는 뼈를 튼튼하게 하는 성분도 포함돼 있는데, 폐경으로 여성호르몬이 줄면 뼈에도 영향을 미칩니다. 통계에 따르면 우리나라 여성 3명 중 1명은 골다공증을 앓고 있다고 합니다. 남성보다 다섯 배 높은 수치입니다.

질병관리본부에서 발표한 자료에 따르면 우리나라 50대 이상 장년층과 노년층 4명 중 1명은 골다공증을 앓고 있습니다. 50대 이상 성인 5명 중 1명(22.4%)이 골다공증, 2명 중 1명(47.9%)이 골감소증을 보입니다. 정상적인 골밀도를 가진 사람은 3분의 1에 불과합니다. 그럼에도 골다공증의 경우 당뇨병이나 고혈압과 같이 아무런 증상이 없어 예방과 치료가 쉽지 않습니다.

골다공증 유병률이 높아지면 자연스럽게 척추압박골절 환자도 증가합니다. 골다공증에 의한 척추압박골절은 엉덩방아와 같은 경미한 사고로도 쉽게 발생합니다. 척추압박골절은 척추뼈 어느 부위에서도 발생할 수 있지만, 발생 부위에 따라 증상이 다르게 나타납니다. 일반적으로는 가슴뼈와 허리뼈 부위에서 자주 발생하는데, 우리나라 환자들의 경우 허리뼈에서 발생하는 비율이 17%로 가장 높습니다.

허리뼈에 압박골절이 생기면 주로 허리에 심한 통증이 나타납니다. 누워서 몸을 움직이지 않으면 통증이 사라졌다가, 몸을 움직이거나 자세를 바꿀 때 심한 통증이 나타납니다. 특히 허리뼈 4번과 5번에 압박골절이 나타나면 앉아 있을 때도 통증이 심하게 느껴집니다. 이 때문에 환자들은 가만히 누워 있으려고만 합니다.

가슴뼈에 압박골절이 생기면 등과 가슴, 배에 통증이 나타납니다. 가슴뼈 윗부분에 압박골절이 생기면 가슴 통증과 함께 기침을 할 때 고통을 호소합니다. 똑바로 누워 있어도 통증이 심해지기 때문에 옆으로 누워 자는 경우도 있습니다. 허리뼈 압박골절과 달리 누웠다 일어날 때 통증이 덜하고 앉아 있을 때도 통증이 심해지지 않지만 몸의 자세를 바꿀 때는 통증이 심해집니다.

가슴뼈 아래쪽에 압박골절이 생기면 옆구리와 배의 통증이 심합니다. 갈비뼈가 부러진 것처럼 움직이지 못하는 경우도 있습니다. 등보다 가슴이나

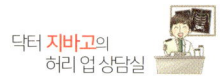

옆구리, 배의 통증이 심할 수도 있습니다. 때문에 내장기관의 이상만 검사하고 압박골절을 발견하지 못하는 사례도 있습니다.

척추압박골절은 치료 자체가 어려운 병은 아니지만, 방치할 경우 삶의 질에 악영향을 미치는 중대한 질환입니다. 노인들 중에는 척추압박골절 때문에 제대로 식사도 하지 않고 누워만 지내는 경우가 잦습니다. 그런데 누워만 지내면 면역력이 떨어지고 혈압과 혈당이 올라갑니다. 고혈압이나 당뇨를 앓고 있는 만성질환 환자의 경우 가벼운 감기가 쉽게 폐렴으로 진행되기도 하고, 2차 질환으로 심각한 상황에 빠질 수도 있습니다. 다른 질환의 발병, 고혈압이나 당뇨와 같은 지병의 악화, 심리적 불편감 등을 생각할 때 척추압박골절은 빨리 치료하는 것이 좋습니다.

척추압박골절 자가진단

- 🔺 경미한 외상 이후 허리 통증이 발생했다.
- 🔺 가만히 있을 때는 괜찮다가 움직일 때 통증이 심해진다.
- 🔺 가슴, 아랫배, 엉덩이에 통증이 생기거나 근육통이 자주 발생한다.
- 🔺 기침이나 재채기를 하면 통증이 심해진다.

척추압박골절 치료하기

20세기만 해도 골다공증에 의한 노인성 척추압박골절이 생기면 무조건

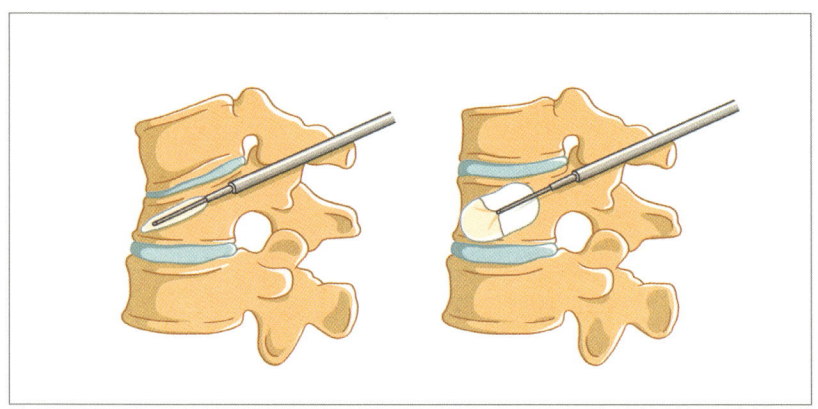

보조기를 차고 생활해야 했다. 움직이지 않으면서 통증이 좋아지기를 기다리는 것이 치료의 전부였다. 그러다 1990년대 말부터 통증 치료를 시작했고, 2000년도 이후에야 부서진 척추뼈를 단단하게 해주는 척추체성형술이 실시되기 시작했다.

골다공증성 압박골절 환자에게 처방되는 약물은 단순 진통제에서 마약성 진통제까지 다양하다. 환자의 상태와 통증 정도에 따라 달리 투여할 수 있다. 통증 조절을 위해 국소적인 냉찜질이나 온찜질 또는 보조기를 활용하기도 한다. 하지만 이러한 방법으로 차도가 없다면 척추체성형술과 척추유합술을 받아야 한다.

척추체성형술은 인공시멘트를 부서진 척추체에 삽입해 굳히는 시술로, 전신마취가 아닌 국소마취로 시행한다. 시술 시간도 20분 이내로 짧아서 고령의 환자에게 유용하다. 통증은 대부분 시술 직후부터 좋아지고 1박 2일이면 퇴원이 가능하다. 고혈압과 당뇨는 물론 만성기관지염, 신장질환과 같은 지병이 있어도 시술이 가능하다.

90% 이상은 척추체성형술로 치료가 가능하지만, 압박골절로 인해 뼛조

알고 갑시다!

대표적인 허리질환 자가진단법

● **잘못된 자세로 인한 허리디스크**
  1. 맨발 상태로 발뒤꿈치 걸음을 걸을 때 통증 발생.
  2. 까치발로 걸을 때 허리와 엉덩이 부분에 통증 발생.
  3. 누워서 무릎을 펴고 다리를 20cm 이상 들어올리기 힘듦.
  4. 엄지발가락에 힘을 준 상태에서 눌렀을 때 엄지발가락에 힘이 없음.

● **노화로 인한 척추관협착증**
  1. 허리를 앞으로 구부릴 땐 괜찮지만 허리를 꼿꼿하게 펼 때 통증 발생.
  2. 계단을 내려갈 때나 오래 걸을 때 다리가 저리고 마비되는 느낌을 받음.
  3. 딱딱한 방바닥에 앉아 있기 어렵고 엉덩이와 다리가 저림.
  4. 허리와 엉덩이, 다리 감각이 무딤.

● **외부 충격에 의한 척추압박골절**
  1. 서 있거나 앉아 있으면 허리 통증이 악화됨.
  2. 가슴에서부터 옆구리, 심하게는 엉덩이까지 뻗치는 통증 발생.
  3. 기침이나 재채기와 같은 신체활동으로 더 악화됨.
  4. 압박골절이 심한 경우 움직이거나 숨 쉬기가 힘듦.

각이 신경을 누르는 경우, 골절된 부분에 괴사가 동반된 경우에는 어쩔 수 없이 척추고정수술을 시행해야 한다.

08
꼬부랑 할머니의 고질병 :
척추후만증

Q 시골에 가서 어머니를 보면 마음이 짠합니다. 어디서 구해오셨는지 유모차를 끌고 다니시는데, 완전 꼬부랑 할머니가 다 되셨습니다. 누워서 주무실 때는 끙끙 앓기도 하고요. 그 연세에 밭일을 그만하라고 해도 말을 듣지 않으십니다. 어머니의 허리를 펴드릴 수 있는 방법이 없을까요? (65, 남, 자영업)

A 2017년 우리나라 노인 인구는 전체 인구의 10%를 훌쩍 넘어섰다고 합니다. 그야말로 고령 사회입니다. 요즘 길을 가다 보면 할머니들이 유모차를 끌고 다니는 모습을 자주 봅니다. 자세히 보니 유모차는 아니고 손수레와 같이 밀고 나가는 형태더군요. '어르신들의 가장 가까운 벗, 실버카'라는 문구를 본 기억이 납니다.

　어르신 중에는 실버카를 이용해야 보행이 편해질 정도로 심각한 허리질환을 앓는 분들이 많습니다. 보통은 이런 할머니들을 가리켜 '꼬부랑병 환자'라고 부릅니다. '꼬부랑 할머니가 꼬부랑 고갯길을 넘어간다'라는 옛 노래가 떠오르기도 하죠. 병원에서는 꼬부랑병이라는 부적절한 용어 대신 '척추

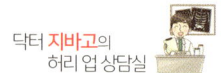

후만증'이라고 고쳐 부르고 있습니다.

정상적인 척추는 측면에서 보았을 때 S자 모양입니다. 그런데 여러 가지 이유로 이 S자가 무너지는 척추 변형이 찾아옵니다. 척추 곡선이 앞쪽으로 구부러진 C자 형태를 '전만', 뒤쪽으로 구부러진 역 C자 형태를 '후만'이라고 합니다. 척추뼈나 디스크 및 주위 근육의 이상으로 인해 목과 허리에서 후만 변형이 보일 때를 후만증이라고 부릅니다. 척추후만증은 골다공증에 의한 척추압박골절로 발생하기도 하는데, 보통은 장시간 쪼그리고 앉아 일을 하는 농촌지역 노인에게 주로 나타납니다.

앞에서도 이야기했지만, 척추후만증을 알기 위해서는 압박골절을 먼저 이해해야 합니다.

우리 몸에서는 뼈의 리모델링이 끊임없이 진행됩니다. 그런데 나이가 들면 뼈의 리모델링이 잘 진행되지 않습니다. 뼈세포가 새로 만들어지지 않으면 뼈에 구멍이 숭숭 뚫리는 골다공증이 나타납니다. 뼈에 구멍이 생기면서 밀도는 급격히 줄어듭니다. 뼈 조직 자체가 성글어지면서 압박골절도 자주 일어나게 됩니다. 압박골절은 척추후만증의 주요 원인입니다. 척추의 골밀도가 떨어져 척추가 무너지면 이 압박은 자연스럽게 신경에도 전달됩니다. 이 때문에 구부정한 자세를 유지할 수밖에 없게 됩니다.

이 밖에도 척추뼈 사이의 디스크가 눌려 튀어나오는 디스크탈출증, 척추뼈가 어긋나는 전방전위증, 후종인대가 신경을 짓누르는 척추관협착증도 척추후만증을 악화시키는 원인이 됩니다. 통증 때문에 등을 구부정하게 앞으로 숙이는 경우가 많아지면서 자세가 그대로 굳어지는 것입니다.

디스크의 노화가 진행되어 디스크가 얇아지면서 후만증이 발생하는 경우도 있습니다. 척추후만증이 생기면 허리를 비롯해 허벅지, 엉덩이, 종아리, 발 등 다리 부분이 저리고 아픕니다. 척추후만증 환자들은 허리가 휘어서 침상에도 반듯하게 눕지 못하는 경우가 많습니다. 간신히 자세를 바꿔 바로 눕히려고 하면 등은 뜨고 다리도 뻗을 수 없는 경우가 생깁니다. 이렇게 척추후만증이 진행되면 통증도 통증이지만 삶의 질이 급격히 떨어지기 때문에 초기에 치료를 시작하는 것이 좋습니다.

척추후만증을 예방하는 좋은 방법은 허리를 펴고 가슴을 활짝 펴는 것입니다. 가슴을 활짝 펴면 굽어가는 허리가 저절로 펴집니다. 하늘을 보면서 걸을 수 있는 행복한 노후를 위해 무엇보다 올바른 생활습관이 중요합니다.

50대가 넘어서면 병원 검진을 통해 미리미리 병을 찾아서 치료해야 합니다. 허리가 굽는 것은 상당히 서서히 진행됩니다. 병원에 가서 진찰을 하면 척추의 각을 잃는 원인이 무엇인지를 확인하고 병을 정지시키거나 정상으로 전환시킬 수 있는 기회가 있습니다. 골다공증을 예방하고 조기에 치료를 받는 것도 중요합니다. 허리 근육이 약해지면 후만증이 악화되기 때문에 유산소 운동과 허리 근육 운동이 예방에 도움이 됩니다.

한 연구에 따르면 일반인에 비해 후만 변형을 가진 환자의 사망률은 2.4배 더 높은 것으로 나타났습니다. 후만 변형 자체가 사망률을 증가시킨다기보다는 후만 변형으로 인해서 장기와 폐가 눌리고 심장이 압박되는 2차적인 장기 손상 때문에 사망률이 증가하는 것으로 보고되고 있습니다.

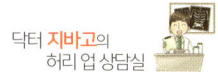

척추후만증 자가진단

- 서 있을 때나 걸을 때 요통이 심하게 나타난다.
- 요통을 완화하기 위해 허리를 짚고 일어나거나 벽을 붙잡고 쉰다.
- 몸 앞쪽으로 물건을 들지 못한다.
- 팔꿈치로 기대고 설거지를 한다.
- 언덕이나 계단을 오를 때 불편하다.

1) 척추후만증과 황혼 육아

맞벌이 부부 비율이 증가하면서 조부모가 손주를 돌보는 '황혼 육아'도 늘고 있다. 실제 노부모가 감당하는 육아시간은 1주일에 5일, 하루 9시간 이상 수준으로, 현행 근로기준법에서 정한 주 40시간을 훌쩍 넘는다. 체력이 떨어진 노인이 4~10kg에 이르는 아이를 수시로 안아주다 보니 손목과 허리에 심한 통증이 나타난다. 무리한 육아와 가사는 허리질환의 주요 원인이 된다. 척추전방전위증, 척추압박골절 등을 예방해야 척추후만증도 막을 수 있다. 황혼 육아에 대해 다시금 생각해보아야 할 대목이다.

2) 기능성 척추후만증이란?

흔히 척추후만증은 노인성 질환으로 알려져 있다. 척추의 퇴행성 변화로 인한 디스크의 변화와 근육의 근력 약화, 폐경 후 골다공증으로 인한 압박골절로 척추측만증이 나타나는 것이다. 하지만 청소년 급성장 시기의 잘못된 자세도 척추후만증의 원인이 된다. 청소년기 후만증은 아직 원인이 확실하게 밝혀지지 않았지만 호르몬 이상, 유전적 성향, 영양 부족, 골다공증, 물리적 요인 등이 원인으로 제시되고 있다. 또, 쪼그리고 앉아서 일하는 생활습관이 발병과 밀접한 관계를 가진다고 알려져 있다.

척추후만증 치료하기

생활습관 변화, 약물치료, 주사치료, 보조기 착용, 도수치료 등의 비수술적 치료로 통증을 경감시키는 것도 충분히 의미가 있다. 통증이 줄면 자세가 교정되기도 한다. 하지만 근본적 치료를 위해서는 수술적 치료가 필요하다.

척추후만증의 경우 대부분의 환자가 여성이고, 농촌에서 일하는 환자가 많아 합병증이나 생활의 불편함, 일에 지장을 줄 수 있음을 충분히 인지하고 수술 치료를 진행해야 한다. 특히 골다공증이 심한 환자는 수술을 신중하게 결정해야 한다. 수술의 궁극적인 목적은 하부 요추의 후만을 최대한 교정하여 불균형을 균형 상태로 교정하는 것이다. 척추유합술을 통해 역 C자로 휘어진 척추뼈를 펴고 지지해준다.

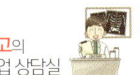

알고 갑시다!

반드시 병원을 찾아야 할 경우

● 즉시 의사를 찾아야 할 경우
- 배뇨·배변 장애가 발생할 경우
- 항문 주변이나 사타구니에 무딘 감각이 관찰될 경우
- 하지에 힘이 빠질 경우, 발목이나 발가락의 힘이 떨어져 잘 움직이지 않는 경우
- 최근 들어 허리 통증과 함께 열이 나거나 오한이 나타날 경우

● 일주일 내에 의사를 찾아야 할 경우
- 통증이 극심하여 일상생활에 지장이 있는 경우
- 7~10일 이상 통증이 지속될 경우
- 통증이 전혀 호전되지 않을 경우
- 허리 통증과 함께 둔부, 다리 방사통, 저림감이 있는 경우

09
척추에 생기는 관절염 : 척추후관절증후군

Q 오전에는 허리가 뻣뻣하고 통증도 심한데 오후가 되면 언제 그랬냐는 듯 증상이 사라지곤 합니다. 아플 때는 주로 허리나 엉덩이부터 서서히 통증이 시작됩니다. 활동을 하면 허리가 좀 풀리는데, 앉거나 서서 한 자세로 오래 일하면 통증이 너무 심합니다. 마치 관절염 같은 증상이 팔다리에도 나타나는데, 허리에도 관절염이 생길 수 있나요?

(54세, 남, 직장인)

A 흔히 척추에는 뼈와 디스크만 있다고 생각하는데 척추에도 관절이 있습니다. 따라서 관절염도 생길 수 있지요. 보통 척추의 뒤쪽 관절에 염증이 생기는 것을 척추후관절증후군이라고 합니다.

척추뼈를 가로로 놓고 보면 앞에는 디스크, 중간에는 척수신경이 들어 있고 뒤에는 척추를 지지해주는 척추후관절이 있습니다. 척추질환의 대부분이 척추체와 디스크 그리고 척수신경에서 발병하기 때문에 척추후관절증후군은 모르는 환자들이 많습니다. 하지만 척추후관절증후군은 척추전방위증과 함께 많이 생기는 질환입니다.

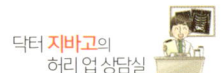

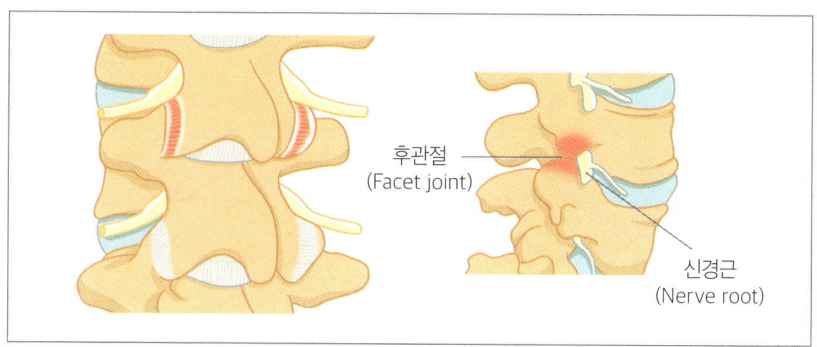

척추후관절증후군은 척추 뒤쪽 뼈를 잇는 관절이 닳거나 변성되어 나타나는 증상을 통칭합니다. 허리뼈와 골반뼈를 연결하는 관절에 염증이 생기기도 하고, 후관절에 관절염이 생기기도 합니다. 척추후관절증후군이 생기는 원인은 역시 노화가 가장 큽니다.

척추에 가해지는 압력의 3분의 2는 디스크와 척추뼈가 받습니다. 3분의 1은 뒤쪽 관절에서 받는데, 사실 뒤쪽 관절에서 받는 힘은 크지 않습니다. 하지만 디스크의 변성이 진행돼 앞에서 힘을 받쳐주지 못하면 후관절의 역할이 커질 수밖에 없습니다. 척추뼈가 흔들리면서 관절이 부풀어 오르기도 하고 관절염도 생깁니다. 관절염이 생기거나 디스크, 척추관협착증처럼 신경을 누르는 것도 아닌데 통증이 찾아옵니다. 경미한 통증이 찾아오는 상태에서 교통사고나 낙상, 과격한 스포츠로 인해 외상을 입으면 충격이 더해져 척추후관절증후군으로 발전하게 됩니다.

한번은 40대 후반의 주부가 다른 병원에서 디스크로 진단받고 치료를 받다가 우리 병원으로 왔습니다. 치료를 받으면서 방사통과 저린 증상은 좋아졌지만 허리 통증이 지속되어 결국 우리 병원까지 오게 된 것입니다.

MRI 영상에서는 통증을 일으킬 만한 디스크 소견은 보이지 않았습니다.

환자는 한곳에 오래 앉아 있는 것이 힘들고 양반다리로 자세를 유지하는 것도 어렵다고 했습니다. 디스크를 배제하고 척추후관절증후군으로 치료를 해서 통증으로부터 자유로워질 수 있었습니다.

척추후관절증후군은 허리나 목을 숙일 때보다 뒤로 젖히거나 옆으로 돌릴 때 통증을 느끼는 경우가 많습니다. 허리나 고개를 숙이거나 앉아 있을 때도 통증을 느낍니다. 허리에 척추후관절증후군이 생기면 허리와 골반에 통증이 생기고, 목에 척추후관절증후군이 생기면 목, 어깨, 등 팔까지 통증이 생깁니다.

특이한 점은 척추후관절증후군은 디스크와 달리 팔꿈치 밑이나 무릎 아래로 통증이 내려가는 경우는 거의 없다는 것입니다. 신경을 압박하는 일이 없기 때문에 방사통의 범위도 작습니다. 디스크 환자들은 통증 부위를 눌렀을 때 통증이 더 심해지지 않고 오히려 시원하다는 반응을 보이지만, 척추후관절증후군 환자는 통증 부위를 눌렀을 때 통증이 심해집니다. 잘못된 자세를 취할 때 통증이 악화되는 것도 특징입니다.

척추후관절증후군 자가진단

- 특징 없는 만성 요통이 있다.
- 누르면 통증이 심해지고 근육이 긴장된다.
- 대체로 몸을 뒤로 젖힐 때 불편함을 느낀다.
- 몸을 앞으로 숙이거나 아픈 쪽으로 몸을 회전하면 통증이 준다.
- 아침에 잠자리에서 일어날 때 불편하지만 일어나서 움직이면 통증이 준다.

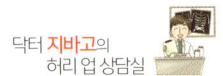

1) 디스크질환과 척추후관절증후군 구별하기

척추후관절증후군은 목, 허리, 엉덩이에 생길 수 있다. 주로 허리와 엉덩이뼈, 볼기뼈가 만나는 천장관절에 염증이 동반되어 허리와 엉덩이, 골반에 통증이 생긴다. 디스크라고 착각하기 쉽기 때문에 정확한 감별이 필요하다. 초기에 움직일 때마다 척추에서 딱딱 소리가 나지만 시간이 가면서 스트레스를 받는 척추후관절을 덮은 연골이 서서히 닳아 없어지게 된다. 관절은 부어오르고 굳어지며 심한 통증이 발생된다.

척추의 대표적인 질환인 허리디스크·목디스크와 척추후관절증후군이 다른 점은 디스크는 인접부위 통증과 손, 발, 다리 등에 저림을 동반하는 반면, 척추후관절증후군은 질환 부위에만 통증이 발생한다는 점이다. 특히 다리 쪽으로 통증이 방사되지 않아 디스크와 감별 진단을 할 수 있다.

2) 아침에 통증이 심한 것은 관절염의 특징

척추후관절증후군의 경우 아침에 일어나면 힘이 들고 활동을 하면 오히려 증상이 좋아진다. 이는 일반적으로 관절염의 특징이다. 아침에 자고 일어났을 때 30분에서 1시간가량 몸이 경직되는 조조경직이 일어난다. 또한 같은 자세를 오래 유지하면 통증이 악화된다. 그러다 몸을 조금씩 움직이면서 염증이 있는 관절의 유연성이 좋아지는 것이다.

척추후관절증후군 치료하기

약물치료, 도수치료, 물리치료로 통증을 조절해간다. 통증 조절이 어렵다면 척추후관절을 지배하는 통증 신경을 가라앉혀주는 신경주사나 척추후관절에 직접 염증을 줄여주는 주사치료를 하기도 한다. 통증이 장기화 되면 레이저 혹은 고주파를 이용해 관절을 잘라내는 시술을 하기도 한다.

디스크나 척추관협착증, 전방전위증 등에 의해 2차적으로 나타나는 척추후관절증후군의 경우 원인 질환을 해결하기 위한 수술을 받기도 한다. 통증이 해결된 후에도 관절염 치료는 지속적으로 받는 것이 좋다.

10
척추가 하나로 붙어 뻣뻣해지는 고통 : 강직성척추염

Q 강직성 척추염을 진단받았습니다. 현재는 허리 통증, 골반 통증만 있는데 왠지 모를 두려움이 있습니다. 앞으로 어떻게 치료받아야 할지, 어떻게 관리해야 할지 걱정입니다. 어떻게 관리를 하는 것이 좋을까요? (35, 남, 회사원)

A 하루 빨리 일상생활로 돌아가고 싶은 마음에 무리하게 운동을 하는 분들이 간혹 있는데, 옛말에 '급할수록 돌아가라'라는 말이 있지요. 병이란 것이 서두른다고 빨리 회복되지는 않습니다. 먼저 마음의 여유를 가지시는 것이 좋을 듯합니다. 우선 강직성척추염에 대해 알아볼까요?

원래 척추는 뼈와 디스크가 있어서 굽히거나 늘려서 펼 수 있는 특징을 갖고 있는데 강직성척추염이 생기면 굽히거나 펴는 활동에 제약을 받습니다. 강직이란 오랜 기간의 염증 때문에 관절에 변화가 일어나 관절의 움직임이 둔해지는 것을 말합니다. 척추염이란 척추에 염증이 생기는 병이라는 뜻이지요. 강직성척추염을 말 그대로 옮기면 '척추에 염증이 생기고 움직임이 둔해지는 병'이라고 할 수 있습니다.

강직성척추염은 척추에 염증이 발생하고 점차 척추 마디가 굳어지는 만성적인 척추관절병증 중의 한 종류입니다. 엉덩이 관절부터 요추, 흉추, 경추로 올라가면서 척추 마디가 굳습니다. 척추가 굳어가는 질병이라고 이해를 하면 쉬운데, 주로 20~40대 남성에게 나타납니다.

국민건강보험공단의 통계에 따르면 연평균 약 11.5%씩 강직성척추염 환자가 늘어나고 있다고 합니다. '류머티스관절염'의 유병률보다 '강직성척추염'의 유병율이 더 높게 보고되기도 합니다. 생소한 병일 수도 있지만 결코 환자가 적은 병이 아니기 때문에 제대로 알고 적극적으로 대처하는 것이 바람직합니다.

강직성척추염은 척추에 염증이 생겨 심한 만성 통증을 초래하는 자가면역질환입니다. 염증이 생기고 사라지기를 반복하며, 방치할 경우 척추가 직각으로 완전히 굳어버리게 됩니다. 발뒤꿈치나 앞가슴뼈와 같이 인대나 힘줄이 뼈에 붙는 부위에 염증이 생기는 것이 특징인데, 관절 외에도 눈이나 위장관계, 폐, 심장, 신장, 전립선 등 다른 장기에도 침범할 수 있습니다. 남성에게 주로 발생했지만 최근에는 여성 환자의 비율도 증가하고 있습니다.

강직성척추염의 주요 증상은 엉덩이, 허벅지 뒤쪽 통증과 뻣뻣함입니다.

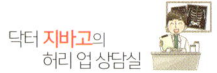

모든 관절염이 그렇듯 주로 아침에 심하고 운동이나 활동을 하면 통증과 뻣뻣함이 감소합니다. 하지만 쉬거나 활동을 하지 않으면 다시 통증이 찾아옵니다. 일부 환자들은 통증과 뻣뻣함 때문에 잠을 설치기도 하고 아침에 깬 뒤 잠자리에서 일어나는 것을 힘들어합니다. 디스크 환자의 방사통처럼 통증이 한쪽 혹은 양쪽 허벅지, 종아리로 전파되기도 합니다.

강직성척추염은 초기에는 운동 장애가 없을 수 있지만 나중에는 허리를 앞뒤, 좌우로 움직이는 것이 점차 어려워집니다. 더 진행되면 등이 앞으로 구부러지고, 가슴을 좌우로 돌릴 수 없게 되기도 합니다. 강직성척추염 환자 중 40%는 무릎이나 발목, 손목, 팔꿈치 같은 말초 관절에도 관절염을 일으킨다고 보고되고 있습니다.

강직성척추염은 유전적 요인이 가장 큰 원인이라고 보고되고 있습니다. 가장 주요한 유전적 위험인자는 HLA-B27인데, 강직성척추염 환자의 90% 이상에서 발견됩니다.

하지만 건강한 사람의 5%에서도 HLA-B27이 발견된다는 점에서 유전적 요인으로만 모두 설명할 수는 없을 것으로 보입니다. 세균 감염, 외상, 과로 등 환경적 요인도 영향을 주는 것으로 보입니다.

척추관절염은 몇 달 약 먹는다고 완치되는 병이 아닙니다. 고혈압이나 당뇨병처럼 약물로 증상을 관리하면서 병의 진행과 합병증을 막는 것이 최선입니다. 조기에 진단해 치료할수록 진행을 막을 수 있습니다. 적절한 약물요법과 운동을 병행하면 대부분 증상을 조절할 수 있고, 사회활동에도 지장이 없습니다.

강직성척추염 자가진단

- 오전에 허리통증이 심하고 뻣뻣한 강직이 동반된다.
- 오후가 되면 통증과 강직 증상이 사라진다.
- 허리와 엉덩이 부위부터 서서히 통증이 시작된다.
- 휴식을 취해도 통증이 지속된다.

1) 강직성척추염 환자의 생활자세

일상생활 속에서 강직성척추염 환자들은 좋은 자세를 유지하는 것이 중요하다. 항상 바른 자세를 유지하는 것이 척추와 관절이 원하지 않는 자세로 굳는 것을 예방하는 데 도움을 준다. 고정기나 코르셋은 도움이 되지 않는다. 강직성척추염이 등뼈와 흉곽을 침범하면 폐 기능이 약화된다. 담배는 증상을 악화시키므로 끊는 것이 좋다. 딱딱한 매트리스 위에서 자는 것을 권장하기도 하고, 스트레칭과 유산소운동을 병행하는 것이 좋다.

2) 강직성척추염에 도움이 되는 운동

수영은 허리, 등을 유연하게 유지하도록 해주는 동시에 다른 관절에도 도움이 된다. 호흡량을 키워 폐에도 도움이 된다. 자전거 타기, 농구, 배구 등도 좋다. 다만 무리하게 운동을 해서 외상이 발생하면 디스크와 기타 척추질환으로 고생하거나 척추염에도 안 좋은 영향을 줄 수 있으므로 반드시 안전장치를 착용하고 수위를 조절하도록 한다. 익스트림 스포츠나 격투기처럼 부상 위험이 있는 운동은 삼가야 한다.

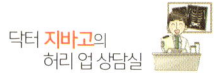

강직성척추염 치료하기

초기 진단과 치료를 하지 못해 강직성척추염이 진행되면 뼈와 디스크가 하나의 뼈처럼 붙어가면서 굽히거나 늘리는 일이 자연스럽지 않게 된다. 심하면 연쇄 척추뼈 골절을 불러온다. 이때는 척추유합술로 골절된 뼈를 연결해준다. 가벼운 운동은 필요하지만 심한 운동을 하면서 허리에 무리를 주면 허리통증이 재발할 수 있다. 무거운 물건을 들거나 격한 운동은 피해야 한다.

3. 열 손가락 깨물어 안 아픈 손가락 없다
관절질환

01
어깨 통증의 대명사 : 오십견

한 달 전부터 어깨가 아프기 시작했는데 통증이 심하지 않아 '이러다 나아지겠지' 하고 내버려뒀습니다. 그런데 시간이 지날수록 통증도 심해지고 팔을 움직이는 데 불편함이 느껴집니다. 요즘엔 밤에 잠을 못 잘 정도로 통증이 심한데, 오십견일까요? (52세, 여, 주부)

A 어깨통증 때문에 내원한 환자들은 "오십견인가요?"라는 질문을 자주 합니다. 오십견은 가장 잘 알려진 어깨질환이고 그만큼 흔한 질환이기도 합니다. 게다가 최근에는 여러 원인으로 발생 연령이 점차 낮아지면서 환자 수가 늘고 있는 것도 사실입니다. 그럼에도 모든 어깨통증이 오십견 때문이라고 단정하는 것은 곤란합니다. 질환에 대한 정보를 확인하고 자가진단을 하는 것은 스스로의 건강에 관심을 갖는 좋은 자세지만, 항상 정확한 의학적 정보가 뒷받침되어야 한다는 점을 염두에 두시기 바랍니다.

오십견은 일본의 에도시대 때 만들어진 말이라고 합니다. 당시는 기대수명이 짧아서 50대는 상당한 노인이었는데, 50대 노인들이 자주 앓는 어깨병이라는 뜻으로 오십견이라는 이름이 붙었습니다. 그런데 왜 50대가 되면 다들 어깨가 아팠던 것일까요? 50대가 되면 여성은 폐경에 접어들고 남성 역시 남성호르몬이 줄어듭니다. 갱년기 증상과 함께 어깨도 단단하게 굳고 통증이 생기게 됩니다. 오십견의 또 다른 이름은 '동결견'(凍結肩, Frozen shoulder) 즉, 어깨가 얼음처럼 단단해지는 병입니다.

오십견의 정확한 진단명은 '유착성관절낭염'입니다. 즉, 관절낭에 염증이 생겨 엉겨붙은 상태를 말합니다. 어깨의 내부 구조는 어깨와 팔이 연결된 뼈 그리고 회전근개라고 하는 어깨힘줄이 연결돼 있습니다. 어깨 관절을 싸고 있는 관절낭 안에는 윤활유 역할을 하는 관절액이 고여 있습니다. 이곳에 주로 혈액순환의 부족으로 염증이 발생하고, 염증으로 관절막이 흉터 조직처럼 두꺼워져 통증이 발생하고 어깨가 굳는 것이 오십견입니다.

오십견은 흔한 질환이다 보니 민간요법도 많이 알려져 있습니다. '철봉에 매달리기'나 '온탕에서 어깨 돌리기'가 오십견에 좋다는 이야기는 한번쯤 들어보셨을 겁니다. 그런데 환자들 중에는 이런 민간요법에만 의지한 채 잠을 이루지 못할 정도로 통증이 심한데도 병원을 찾지 않는 분들이 있습

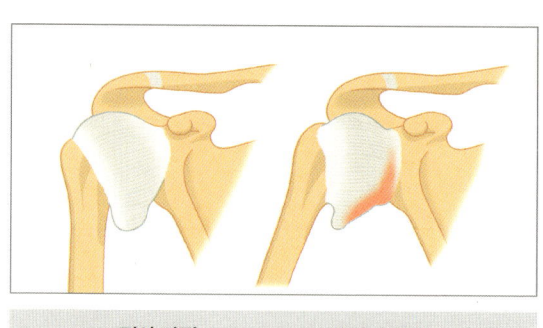

정상 관절   오십견 관절

니다. 오십견은 일반적으로 통증 때문에 일상생활을 하기 어려운 '동통기', 통증은 다소 누그러들지만 어깨 근육이 굳어진 느낌 때문에 팔을 자

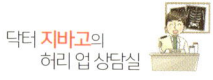

유롭게 움직이지 못하는 '동결기' 그리고 점차 통증이 줄고 운동 범위가 늘어나는 '해리기'로 진행됩니다. 자연적으로 치유되는 경우도 있지만, 길게는 2년 여간 통증과 불편을 감수해야 합니다. 적절한 치료를 받으면 일상생활에 지장이 없을 정도로 통증이 줄고 오십견을 앓는 기간도 짧아지는데 굳이 자연치유를 기대하며 병을 앓고 있을 필요가 있을까요?

오십견은 초기의 경우 물리치료와 운동치료만으로 쉽게 호전될 수 있습니다. 관절낭에 생긴 염증의 정도에 따라 통증과 어깨의 운동범위가 달라지는데, 일단 염증을 빠른 시간 내에 해소하는 것이 중요합니다. 온열치료와 같은 물리치료도 통증을 완화하고 어깨를 부드럽게 해주는 데는 도움이 됩니다. 어깨가 아프다고 가만 두지 말고 어깨 관절을 늘리는 스트레칭을 꾸준히 하면서 치료를 받으면 쉽게 오십견에서 자유로워질 수 있습니다.

오십견 자가진단

- 팔이 뒤로 돌아가지 않는다.
- 사소한 움직임에도 어깨가 아프다.
- 밤에 잠을 자지 못할 정도로 통증이 심하다.
- 옷을 갈아입으려고 팔을 들 때 통증이 심하다.

1) 당뇨병 환자에게서 오십견 발병이 잦은 이유

일반인과 당뇨병 환자의 오십견 발병 양태를 추적한 한 연구에서 당뇨병 환자가 일반인에 비해 오십견 발병 위험이 네 배까지 높게 나타났다고 한다.

당뇨병 환자의 오십견 발병 위험도는 10~20%이고 유병률은 4%였다. 그렇다면 왜 당뇨병 환자에게서 오십견이 잘 나타나는 것일까? 당뇨병 환자는 대체로 혈관질환을 함께 가지고 있다. 당뇨 자체가 염증을 잘 일으키기 때문에 미세손상에 의한 상처에도 쉽게 염증이 생기는 체질로 바뀌는 것이다. 오십견 역시 관절낭에 염증이 생기는 질환이므로 당뇨병 환자에게서 오십견 발병률이 높아지는 것은 당연한 결과인 셈이다. 또, 당뇨병 환자의 경우 오십견 치료 시 회복기간이 길고 재발도 잦다. 오십견이 지나간 후에도 어깨의 운동 범위가 다 회복되지 않고 일부 운동범위의 감소가 남게 되는 경우가 많다. 당뇨병 환자들이 특별히 어깨 관리에 신경을 써야 하는 이유다.

2) 오십견으로 오인하는 회전근개파열

어깨질환 하면 대부분 오십견을 떠올린다. 특히 중년 이상의 연령층에서는 어깨질환을 대부분 오십견으로 알고 병원을 찾는다. 그런데 의외로 오십견 의심환자 중 70% 정도가 회전근개파열로 밝혀진다. 오십견과 회전근개파열은 극심한 어깨 통증과 운동 범위가 제한된다는 공통점이 있어 구분이 쉽지 않다. 오십견은 어깨 관절 주변 조직에 염증 및 유착이 발생하는 질환인 반면, 회전근개파열은 어깨를 감싸고 있는 극상근, 극하근, 견갑하근, 소원근 등 네 개의 힘줄로 이루어진 회전근개가 파열되어 나타나는 질환이다. 정확한 진단과 치료를 위해서는 전문의와 상담이 필요하다.

오십견 치료하기

오십견은 치료 시기가 매우 중요하다. 엑스레이, 초음파검사, MRI 촬영으

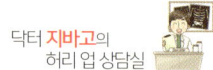

로 진단한다. 초기라면 물리치료와 운동치료만으로도 쉽게 호전된다. 이후에는 염증이 진행된 정도 그리고 어깨가 굳은 정도에 따라 치료 내용이 달라진다. 심각한 수준이 아니라면 수술적 치료는 많이 하지 않는 편이다.

1) 비수술 치료

약물치료, 물리치료, 재활운동치료 등이 진행된다. 약물치료로 호전이 어려운 경우 도수조작술도 많이 한다. 관절낭 주변의 혈액순환을 좋게 하기 위해 체외충격파 치료를 고려해 볼 수 있다. 증상이 심한 경우 초음파로 보면서 주사요법을 시행할 수 있다. 소량의 스테로이드와 국소마취제를 관절낭 내부와 천장뼈 아래에 주입하면 통증이 감소되고 관절운동범위가 회복된다. 이때 도수치료를 병행하면 효과가 좋다. 환자가 통증을 느끼지 못하는 상태에서 관절낭이 고무줄 늘어나듯이 풀어지면서 관절과 관절막이 이완된다. 이후 약물치료와 운동치료를 병행한다.

2) 수술적 치료

보존적 치료나 운동치료에 반응하지 않는 오십견 환자 또는 어깨 외상이나 골절 후 유착이 생긴 경우는 관절막 절개를 통한 유착박리술을 한다.

유착박리술은 굳어서 엉겨붙은 관절막을 풀어줘서 자유로운 관절운동을 가능하게 하는 데 초점을 맞춘 수술이다. 관절내시경으로 유리술을 시행하면 합병증의 위험을 최소화할 수 있고, 유착된 부위를 더욱 정확하게 파악해 풀어줄 수 있다. 또한 수술 진행 중 어깨의 다른 병변에 대한 관찰과 치료가 함께 이루어질 수 있다는 장점도 있다.

02
어깨 힘줄이 망가져 팔을 못 쓰는 질환 : 회전근개파열

Q 어깨통증이 3년 정도 지속되었는데, 최근에는 팔을 옆으로 들어올리면 아픕니다. 열중쉬어 자세를 하기 힘들고, 잠잘 때는 돌아눕다가 순간적으로 아파서 잠이 깨는 경우도 여러 번 있습니다. 평상시에는 무리가 없다가 순간적으로 동작이 바뀔 때 통증이 나타납니다. 무리한 운동은 피하고 있지만 수면을 깊이 취하지 못해 일상생활에서 스트레스를 많이 받습니다. 되도록 수술을 피하고 싶은데, 비수술 치료로 가능할까요? (65, 남)

A 오래된 어깨통증으로 고생을 많이 하신 것으로 보입니다. 구체적으로 어떤 통증이 찾아오는지 잘 알고 계신 걸로 봐서 오랫동안 병을 관찰하고 생활적인 부분에서 해결책을 찾아보려 애쓰신 듯합니다. 되도록 수술은 피하고 싶은 애타는 마음도 공감이 갑니다.

우선 구체적으로 언급하신 증상만을 놓고 보면 회전근개의 문제를 의심해보게 됩니다. 회전근개란 어깨를 감싸고 있는 네 개의 힘줄을 말합니다. 구체적으로 어깨뼈(견갑골)와 위팔뼈(상완골)를 지탱하고 있는 견갑하건, 극상건, 극하건, 소원건을 말합니다.

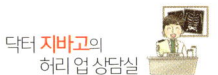

우리 몸의 근육은 뼈에 붙어서 뼈를 움직이고 또 뼈로부터 지지를 받습니다. 보통의 근육은 쇠고기의 살코기와 비슷하지만 뼈에 붙는 부위는 단단한 힘줄 모양입니다. 어깨의 경우도 네 개의 근육이 힘줄의 형태로 붙어 있습니다. 이 네 개의 힘줄 중 일부가 망가지면 팔을 자유자재로 움직이지 못하고 극심한 통증까지 느끼게 됩니다. 이것이 회전근개파열입니다. 흔히 파열이라고 하면 외상에 의한 손상을 떠올리는데, 사실 회전근개파열은 어깨 구조물의 퇴행성 변화로 저절로 파열되는 경우가 압도적으로 많습니다.

그런데 왜 회전근개에 문제가 생길까요? 이는 어깨의 독특한 구조 때문입니다. 어깨는 우리 몸의 많은 관절 중에서 360도 회전이 가능한 유일한 관절입니다. 덕분에 팔을 들어 한 바퀴 큰 원을 그릴 수도 있습니다. 그런데 이렇게 움직임이 좋다 보니 이를 관장하는 네 개의 힘줄이 주변 구조물에 가서 부딪힐 확률이 상당히 높아집니다. 거기다 노화에 의한 퇴행, 무리한 사용으로 인한 손상, 어깨뼈의 지붕인 견봉에 반복적으로 부딪혀 찢어지는 일이 더해지면 어깨힘줄에 무리가 가면서 손상과 파열이 일어납니다.

어깨힘줄의 손상은 나이가 들면 점차 증가하는데, 처음에는 염증 단계에서 시작됐다가 점차 부분파열로 진행되고 나아가 완전파열로 끝이 납니다. 보통 70대 이상에서 50대 이전보다 50% 정도가 더 관찰될 정도로 노화의 영향을 크게 받는 질환이기도 합니다.

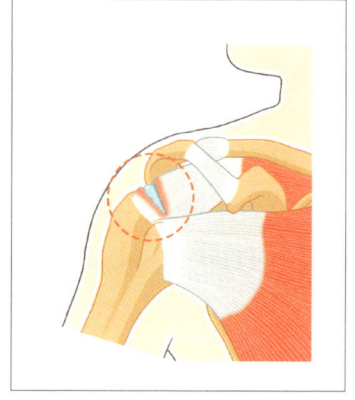

회전근개 질환은 어깨관절 질환의 70%를 차지하는 대표적인 질환으로 주로 40대 이상 중장년층에서 발병합니

다. 어깨통증으로 내원하는 환자 중 회전근개파열 진단을 받는 환자가 점차 증가하고 있는 형편입니다.

회전근개파열은 가장 흔한 어깨질환인 오십견과는 '통증'과 '자각증상' 면에서 약간의 차이가 있습니다. 회전근개 질환은 다친 힘줄에 따라서 특정 운동 범위가 제한을 받습니다. 팔을 들어올리지 못하거나 등 뒤로 돌리는 동작을 하기 힘든 경우가 많습니다. 또, 회전근개가 완전히 끊어지면 스스로는 팔을 움직이지 못하지만 다른 사람이 팔을 움직여주면 팔을 움직일 수 있습니다. 그에 비해 오십견은 주로 내회전이 제한되고 다른 사람이 팔을 움직여도 굳어서 잘 움직여지지 않습니다.

회전근개파열 자가진단

- 팔을 60~120도 이상 벌릴 수 없다.
- 무거운 물건을 들어올릴때 통증과 함께 근력이 감소된다.
- 팔을 들어올리거나 뒤로 돌리는 등 특정 동작에서 아프다.
- 누운 자세에서 통증이 심하고 자다가 어깨가 바닥에 닿으면 아파서 깬다.

1) 회전근개파열과 다른 어깨질환 구분하기

어깨통증을 일으키는 질환에는 대표적인 어깨질환인 오십견과 회전근개파열 외에 석회화건염, 어깨충돌증후군 등이 있다. 보통 이 네 개의 질환을 어깨질환 4인방이라고 한다. 석회화건염이란 어깨에 석회가 끼는 것이고, 어깨충돌증후군은 어깨를 처마처럼 덮고 있는 견봉에 어깨힘줄이 부딪쳐 통

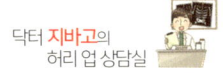

증이 생기는 질환이다. 어깨질환 4인방은 모두 어깨가 아프다. 이 때문에 진단할 때 잘 구분해야 오진을 막을 수 있다.

통증 부위를 놓고 보면 회전근개파열은 대체로 어깨 바깥쪽이 많이 아프다. 석회화건염은 주로 석회가 침착된 힘줄 주변으로 통증이 있고, 어깨충돌증후군은 어깨 전상방이 아픈 것이 일반적이다. 질환 중 움직임 제한이 가장 큰 것은 석회화건염이다. 또한 석회화건염은 특정 동작을 하지 않고 가만히 있을 때도 통증이 찾아온다. 야간통이 심한 것은 석회화건염과 오십견, 회전근개파열이다. 충돌증후군은 야간통이 거의 없다. 외관상으로 회전근개파열은 어깨 근육 위쪽이 위축돼 있고, 석회화건염은 부기와 발적의 흔적이 있으며, 충돌증후군은 이렇다 할 변화가 없다.

2) 어깨힘줄의 생로병사

튼튼하고 건강한 어깨힘줄이 있다. 그러다 퇴화와 잦은 사용 등으로 염증이 발생하면 통증이 시작되고 관절을 움직일 때 불편한 느낌을 받는다. 하지만 이때도 팔을 움직이는 데는 지장이 없다. 염증이 좀 더 진행되면 단순 마모가 부분 파열로 진행된다. 통증에 적응이 되기도 하지만 사는 게 바빠 이 상태로 몇 년이 훌쩍 지나가기도 한다. 그런데 한번 시작된 부분 파열은 웬만해서는 멈추지 않는다. 힘줄은 근육이 뼈에 단단히 붙도록 하는 역할을 하지만, 수시로 근육을 움직이기 때문에 일종의 장력을 꾸준히 받는다. 근육을 당기는 긴장도 때문에 틈은 더 벌어지게 된다. 그리고 힘줄이 파열된 회전근개 근육은 시간이 지나면서 차츰 지방으로 변성되고, 이렇게 변성된 회전근개 힘줄은 봉합해도 다시 재파열되기 쉽다.

회전근개파열 치료하기

회전근개파열은 조기 치료가 중요하다. 미세한 정도라면 염증과 통증을 다스리는 약물치료를 기본으로 물리치료와 운동치료를 진행할 수 있다. 수 주 동안은 통증을 다스리고 어깨가 굳는 것을 막으면서 구조물을 강화하는 치료를 한다. 하지만 이후에도 통증이 계속되고 이미 파열 정도가 심각하다면 수술적 치료를 고려하게 된다.

1) 비수술 치료

흔히 물리치료와 체외충격파 치료를 한다. 체외충격파 치료는 손상 부위에 충격파를 쏘아 힘줄을 구성하는 콜라겐 섬유가 활성화되도록 돕는다. 부분 파열의 경우 힘줄 세포를 증식하는 프롤로테라피로 재생효과를 기대할 수도 있다. 다만 힘줄 두께의 손실이나 파열이 50% 이하일 경우에만 해당한다.

2) 수술적 치료

힘줄 두께의 손실이나 파열이 50% 이상이어서 보존적 치료로 호전이 어려운 환자에게는 회전근봉합술을 고려할 수 있다. 회전근봉합술은 가느다란 관절경으로 끊어진 힘줄의 위치를 확인하고 실이 달린 나사로 파열된 회전근을 뼈에 붙이는 수술이다. 관절내시경을 관절 내부로 삽입하면 회전근개파열과 동반된 관절 내부의 이상도 발견될 수 있어 그 즉시 치료할 수 있다.

수술은 1cm 이내로 어깨 피부를 절개한 뒤 관절내시경을 통해 진행한다.

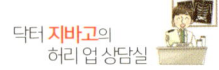

회전근개 힘줄이 붙어 있어야 할 곳에 앵커(실이 달린 나사)를 삽입하고, 일정한 간격으로 파열된 힘줄에 실을 통과시켜 봉합해준다. 수술은 1시간 내외이고, 입원기간은 3~5일이다.

03
무리한 손 사용이 부른 통증 : 손목터널증후군

돌 지난 손녀를 돌보고 있는 할머니입니다. 무거운 아이를 계속 안고 있어서 그런가 손목이 아프기 시작하기에 파스를 붙였는데 낫지 않습니다. 요즘은 손을 계속 주물러주고 있습니다. 그러다 며칠 전부터는 통증과 저림 때문에 잠에서 계속 깨어 피곤한 상태로 지내고 있습니다. 요즘 들어 손바닥 감각이 떨어지는 듯한 느낌이 드는데 치료를 받아야 할까요? (63, 여, 황혼육아 중)

A 최근 노인들이 황혼육아 때문에 몹시 피곤해 병까지 걸리는 일도 있다는 뉴스를 자주 접하게 됩니다. "맞벌이를 위해 종종대는 자식들을 생각하면 손자, 손녀를 봐주며 도움이 되고 싶지만 몸이 따라주지 않는다"라고 하소연하는 어르신도 종종 만납니다. 하지만 진료실에서는 "우선 몸부터 챙기시는 것이 자식들을 위하는 일"이라고 말씀드립니다. 당장은 마음이 쓰이더라도, 당신 몸부터 챙기는 것이 앞날을 생각하면 훨씬 낫다는 잔소리인 셈입니다.

손목 통증은 대부분 무리한 손 사용으로 인한 것이기 때문에 손을 쉬면

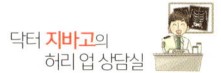

서 치료를 받으면 잘 회복될 것입니다.

　질환 이야기를 본격적으로 해보겠습니다. 손을 오래 사용하는 사람들이 흔히 겪는 증상은 통증과 저림입니다. 손저림이 계속되면서 손에 힘이 빠지는 증상이 나타나기도 합니다. 환자들 중에는 칼질을 하다가 힘이 빠져 큰일을 당할 뻔한 분도 있습니다. 그런데 이렇게 손에 통증과 저림 등의 문제가 생기면 환자들은 흔히 혈액순환에 문제가 생긴 것이라고 의심하고 혈관질환을 치료하려 하기도 합니다.

　하지만 임상적으로 볼 때 혈액순환 장애로 손저림 증상이 찾아오는 경우는 드문 편입니다. 실제 손에서 증상이 나타나는 질환 중 혈액순환과 관련된 증상은 2~5%에 불과하다는 연구 결과도 있습니다. 손질환의 진짜 원인은 신경과 관련된 경우가 많습니다.

　손목터널증후군은 대표적인 손목질환입니다. 수근관증후군이라고도 불리는데, 수근관은 손목 앞쪽의 피부조직 밑 '정중신경'이 지나가는 통로로 뼈와 인대로 구성되어 있습니다. 손목터널증후군이란 정중신경이 압박돼서 발생하는 증상을 말합니다. 대개 40~60대의 중년 여성에서 많이 발생하며 특히 비만, 당뇨병, 혈액투석, 임신, 관절염 등과 동반해서 발생하는 경우가 흔합니다.

　손목터널증후군의 원인은 수근관절 주위의 골절이나 탈구 및 후유증, 염증성 질환, 수근관 내에 발생한 종양 등을 들 수 있습니다. 진료실에서 만나는 대부분의 환자들은 염증성 질환을 동반한 정중신경 압박 증상을 보입니다. 이 같은 경우 '손목터널증후군 검사'를 통해서 손쉽게 자가진단을 할 수 있습니다. 그림처럼 양 손등을 마주 붙이고 1분간 유지했을 때 저림이나 통증이 나타나면 손목터널증후군을 의심해 볼 수 있습니다.

손목터널증후군에 걸리면 주로 밤에 손저림 증상이 나타나고, 손에 힘이 빠지면서 손끝의 감각이 둔해집니다. 중증 이상이 되면 엄지손가락 아래에 도톰한 근육이 위축되고 손으로 물건을 집을 때 손가락을 구부리는 힘이 약해져 물건을 떨어뜨리기도 합니다. 신경이 둔해지면 냉온감을 잘 느끼지 못해 화상의 위험도 커집니다.

치료의 방법은 증상에 따라 달라지지만, 수술까지도 어려운 치료법이 아닌 만큼 적시에 적절한 치료를 받기를 권합니다.

손목터널증후군을 예방하기 위해서는 손빨래를 되도록 피하고, 걸레도 비틀어 짜는 것을 삼가는 것이 좋습니다. 장시간 설거지나 컴퓨터 사용 등 지속적이고 반복적인 손목 사용도 가급적 피해야 합니다. 손목을 사용할 때는 자주 스트레칭을 해서 손목을 풀어주고, 컴퓨터 키보드나 마우스를 사용할 때는 패드를 사용해 손목을 받쳐주는 것이 좋습니다.

손목터널증후군 자가진단

- 엄지, 검지, 중지, 손바닥 부위가 저리고 타는 듯한 통증이 있다.
- 심한 경우 밤에 손이 저려 잠에서 깨기도 한다.
- 손을 주물러주면 통증이 가라앉는 증상이 반복된다.
- 엄지손가락 쪽 두툼한 부분의 근육이 줄고 마비증상이 나타난다.

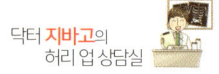

1) 여성은 손목터널증후군에 취약하다

2013년 건강보험심사평가원의 자료에 따르면 손목터널증후군의 발병률은 여성이 남성에 비해 월등히 높다. 여성이 78%, 남성이 22%를 차지했고 연령대로는 50대가 40%로 가장 많았다. 여성이 손목터널증후군에 더 잘 걸리는 이유는 여러 가지로 분석되고 있다. 첫 번째 가능성은 정중신경이 지나가는 통로가 상대적으로 좁다는 것이다. 다음으로는 육아와 가사가 손목에 안 좋은 영향을 끼쳤을 것이라 추측된다. 마지막으로 여성의 호르몬 변화도 손목터널증후군 발병에 영향을 준다고 보고되고 있다. 실제 폐경 후인 50대 여성의 손목터널증후군 발병률은 상당히 높다.

2) 손목터널증후군의 호발군, 당뇨병과 갑상선기능저하증

원인은 아직 밝혀지지 않았으나 당뇨와 갑상선기능저하증이 있으면 손목터널증후군이 자주 발병한다. 기전은 손목을 둘러싸고 있는 막이 더 두꺼워지는 것으로, 연구자들은 당뇨가 있으면 신경 쪽으로 가는 미세혈관의 혈액순환이 느려져 통증과 증상이 더 심해진다고 보고하고 있다.

손목터널증후군은 1차 치료로 스테로이드 주사치료를 하게 되는데, 당뇨병 환자는 혈당이 올라갈 수 있기 때문에 권하지 않는다. 당뇨 환자의 경우 다른 질환의 합병증 예방을 위해서도 철저한 관리가 필요하다.

손목터널증후군 치료하기

손목터널증후군의 치료는 증상에 따라 다르다. 초기에는 손을 쉬게 해주고 주사치료만으로도 쉽게 호전된다. 하지만 비수술 치료에도 호전이 없을 때는 수술을 고려하게 된다. 근육이 위축돼 엄지손가락의 움직임이 어렵거나, 증상이 지속적으로 악화되는 경우 손목관절경수술을 실시한다.

손목관절경수술은 손목을 개방적으로 절개하지 않고 관절경으로 진행하는 수술이다. 팔을 부분마취하고 관절경을 삽입한 후 고주파기기를 작동시켜 염증을 제거하고 정중신경을 압박하는 손목 인대를 잘라 정중신경이 지나가는 길을 넓혀준다. 비교적 간단한 수술로 10~20분이 소요된다.

04
세월을 이기지 못한 관절 이야기 :
무릎퇴행성관절염

Q

60대 중반 남성입니다. 5년 전 왼쪽 무릎이 많이 아파서 인공관절 수술을 받았는데 2년 전부터는 오른쪽 무릎까지 아파옵니다. 계단을 오르내리거나 방바닥에 앉았다 일어날 때 통증이 심합니다. 약물치료나 침술치료, 물리치료 등을 받아봤지만 잠시 좋아질 뿐 통증이 계속됩니다. 이미 한쪽은 인공관절수술을 받았는데, 다른 쪽도 인공관절수술을 해야 할까요? (67, 남)

A 나머지 한쪽까지 인공관절수술을 해야 하나 고심이 많은 듯합니다. 때로는 정말 모르는 게 약이라는 생각이 들곤 합니다. 어떤 일들은 엉겁결에 해치우고는 "다시는 하고 싶지 않다"라고 이야기하죠. 병치레도 그런 것 중 하나임에 틀림이 없습니다. 하지만 하나의 위로를 드리자면, 한번 해보셨으니 치료 후 편안함도 경험해보셨을 겁니다. 치료 후의 삶은 이전보다 훨씬 낫습니다. 때문에 이번에도 용기를 내서 치료를 시작하라고 말씀드리고 싶습니다. 인공관절수술이 아니더라도 충분히 통증을 줄이고 불편을 덜어줄 치료과정이 분명히 있을 것입니다.

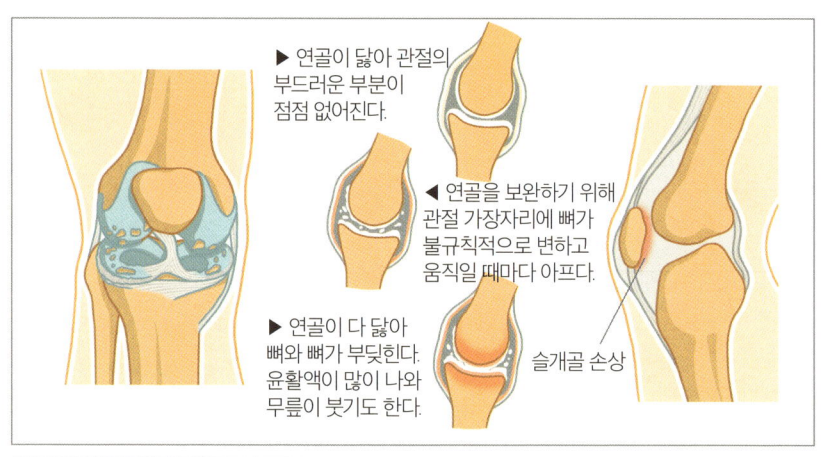

| 퇴행성관절염 | 퇴행성관절염의 진행과정 |

무릎은 우리 몸에서 가장 큰 관절입니다. 아랫돌에 윗돌이 고여 있는 모양으로, 두 뼈를 인대와 힘줄이 붙들고 있습니다. 관절은 두 가지 중요한 역할을 합니다. 우선 충격을 줄여줍니다. 쿠션처럼 몸의 내외부에서 오는 충격으로부터 우리 몸을 보호합니다. 다음으로 균형을 잡아줍니다. 무릎관절은 우리가 바로 서고, 바로 걷고, 바로 잡을 수 있게 해줍니다. 이처럼 체중을 받치는데다 다리를 움직일 때마다 사용하는 무릎관절에 이상이 나타나면 생활이 급격히 불편해집니다.

퇴행성관절염은 관절의 연골이 닳아서 뼈가 맞닿게 되는 질병입니다. 무릎의 경우 무릎관절의 뼈를 덮고 있는 관절 연골이 소실되면 뼈의 변형과 통증이 유발됩니다. 관절을 보호하고 있는 연골이 점차 마모되어 뼈와 인대 등에 손상이 일어나면 염증과 통증이 생깁니다.

퇴행성관절염은 중년 및 노년층에 흔히 나타납니다. 나이가 들수록 자연히 연골이 닳을 수밖에 없기 때문에 무릎관절로 인해 고통에 시달리는 환자들이 적지 않습니다. 국민건강영양조사에 따르면 65세 이상 노인 중 약 3분의 1이 퇴행성관절염을 앓고 있다고 합니다. 게다가 최근에는 무릎퇴행성관절염의 남녀노소의 예외가 없어지고 있습니다. 젊은 사람들은 무리한 운동과 과체중으로, 여성은 운동부족과 지나친 가사생활로, 나이가 든 분들은 노화와 운동부족으로 퇴행성관절염이 진행됩니다.

무릎퇴행성관절염 환자들이 주로 호소하는 증상은 통증입니다. 관절의 연골이 닳으면 염증 물질이 생기는데 그 양과 통증은 비례해서 증가합니다. 초기에는 무릎이 뻣뻣하고 약간의 통증이 있다가 더 진행이 되면 양반다리와 계단 오르기 등 특정 동작을 할 때 무릎이 아프고 부기가 나타납니다. 관절 내부와 주변의 조직이 망가지면 붓거나 열이 나는 증상이 심해집니다. 말기쯤 되면 움직일 때는 물론이고 가만히 있을 때도 통증이 심하고 밤에도 통증 때문에 잠을 이루지 못하는 날이 많아집니다. 다리 모양이 O자로 변하기도 합니다. 이렇게 연골 손상이 심해지면 뼈에도 변형이 오기 때문에 최후에는 인공관절치환술을 고려하게 됩니다.

한편, 퇴행성관절염과 류머티스관절염을 혼동해 제대로 된 치료를 받지 못하는 환자도 종종 있습니다. 류머티스관절염은 면역세포가 뼈와 뼈 사이의 활막을 공격해서 지속적으로 염증을 일으키는 만성염증성 전신질환입니다. 통증이 허리를 제외한 모든 관절에 옮겨 다니며 동시다발적으로 발생하는 특징이 있습니다. 무릎도 아플 수 있지만 손목과 손가락 등 작은 관절에서 많이 발생하고 관절 마디가 붓고 누르거나 움직일 때 통증이 악화되는 경향이 있습니다. 류머티스관절염은 발병을 예방할 수는 없지만 조기 진단과 적절한 치료를 통해 증상을 완화하고 관절 변형을 줄일 수 있기 때문에 꼭 전문의에게 진료를 받기를 권합니다.

퇴행성관절염이든 류머티스관절염이든 초기에 치료를 시작하는 것은 매우 큰 의미가 있습니다. 통증을 줄이는 것은 물론 퇴행성관절염의 경우 진행도 예방할 수 있습니다. 현재 의학기술로 MRI 검사에서 퇴행성관절염에 의한 연골 손상을 알아낼 확률은 90% 이상입니다. 지속적으로 무릎이 붓거나 자세를 바꿀 때 통증이 오거나 계단을 오르내릴 때 통증이 찾아온다면 반드시 전문의로부터 초기 진료를 받기를 권합니다. 또한 비만은 관절에 부담을 주기 때문에 퇴행성관절염에 치명적이므로 적정 체중을 유지할 수 있도록 꾸준한 관리를 해야 합니다.

퇴행성관절염 자가진단

- 가벼운 무릎 통증이 6개월 이상 지속된다.
- 무릎을 움직일 때 소리가 난다.
- 무릎이 붓고 잘 구부러지지 않는다.
- 많이 걸으면 무릎 관절이 붓고 통증이 2~3일간 지속된다.
- 아침에 일어나서는 큰 통증이 없으나 활동후나 저녁시간에 아프다.

1) 퇴행성관절염 VS 류머티스관절염

퇴행성관절염과 류머티스관절염은 무릎 통증이라는 증상은 비슷하지만 원인과 치료 과정이 다르다. 때문에 두 질환은 분리해서 정확한 진단을 받아야 한다.

보통 류머티스관절염은 기상 후 30분 이상 관절이 뻣뻣하고, 세 곳 이상의 관절이 붓거나 아프고 열이 나며, 관절이 대칭적으로 아프다. 반면 퇴행성관절염은 활동 직후나 저녁시간에 주로 통증이 발생되고, 왼쪽이든 오른쪽이든 한쪽이 특히 심한 경우가 많다.

퇴행성관절염 치료하기

무릎의 상태는 보통 엑스레이로 뼈의 상태를 확인하고, 구조물과 주변 근육, 인대 등 구조물은 MRI로 검진한다. 퇴행성관절염 초기에는 소염진통제로 염증을 가라앉히고, 무릎 강화 운동 등으로 쉽게 호전될 수 있다. 체중감량 등 보존적 치료도 큰 도움이 된다. 통증의 강도가 심해지면 주사치료를 실시한다. 주사치료로 효과가 없을 때는 수술로 치료한다.

관절내시경수술은 관절 면을 다듬거나 손상된 연골을 재생하는 수술이다. 직경 7mm 정도의 가느다란 관절경을 이용하여 관절 내부를 세척하면서 병변을 치료한다. 수술시간은 약 30~40분으로 짧고 입원기간은 약 2~3일이다.

뼈와 뼈 사이가 붙고 잠을 이루지 못할 정도로 극심한 통증에 시달린다면 인공관절치환술을 고민해야 한다. 최근의 인공관절치환술은 출혈과 통증이 적고 회복기간도 짧아져 예전만큼 큰 부담감은 갖지 않아도 된다.

05
스포츠 외상이 불러온 참사 : 십자인대파열

Q 지난 주말, 친구들과 함께 축구를 하다가 헤딩 후 착지할 때 무릎에 강한 통증이 나타났습니다. 간단한 응급조치를 하고 계속 축구를 하다가 집으로 돌아왔습니다. 그런데 그날 이후부터 걸을 때마다 통증이 느껴지고 무릎이 붓는 느낌이 들기도 합니다. 무엇이 잘못된 걸까요?

(36, 남, 직장인)

A 축구와 떼려야 뗄 수 없는 질환이 있습니다. 바로 십자인대파열입니다. 1년에도 몇 번씩 십자인대파열로 시즌 아웃된 축구 선수들의 이야기를 들을 수 있습니다. 2017년 8월에는 포항 스틸러스의 손준호 선수의 복귀 기사가 눈에 띄었습니다. 2016년 4월 전북 현대와 4라운드 홈경기에서 전반 3분 만에 부상을 당해 쓰러졌지요. 손준호 선수는 당시 상황을 설명하며 '십자인대의 증상'을 아주 리얼하게 알려주었습니다.

"부딪혔을 때 무릎에서 소리가 났어요. 사실 부상 당시에는 십자인대라는 생각을 못 했어요. 치료진도 내측 인대 부상이라고 했고, 응급실에서도 십자인대 부상을 발견하지 못했거든요. 그런데 다음 날 정밀검사를 해보니

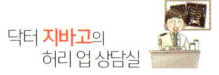

십자인대파열이란 거예요. 그 소리를 듣고 정말 충격을 받았어요. 쇼크가 올 정도의 충격이었죠."

　십자인대 부상으로 시즌 아웃을 선고받은 손준호 선수는 기나긴 재활기간을 거쳐 다음 시즌에야 복귀할 수 있었습니다.

　잘 알려진 대로 십자인대파열은 축구, 야구, 농구 등 스포츠 활동으로 많이 발생하는 질환입니다. 프로 선수뿐만 아니라 사회인 축구와 야구가 보편화되면서 십자인대파열을 진단받는 환자 중 90% 이상이 평소 이런 운동을 즐기는 사람들입니다.

　십자인대란 상하 무릎관절 사이에 위치해 관절의 안정성에 중요한 역할을 하는 인대입니다. 전방십자인대와 후방십자인대가 서로 교차하며 十자 모양을 만들기 때문에 십자인대란 이름이 붙었습니다.

　십자인대파열은 빠른 속도로 달리다가 갑자기 멈추거나 방향을 바꿀 때, 다른 사람과 충돌했을 때, 점프했다가 착지하는 중에 자주 일어납니다. 교통

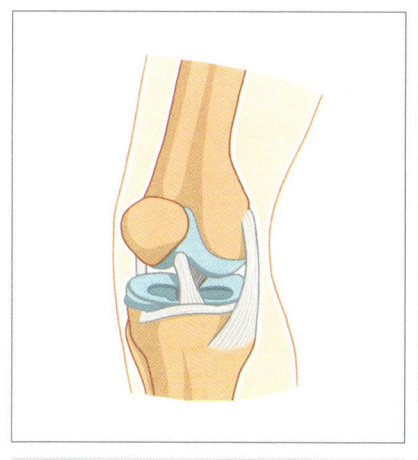

정상 무릎

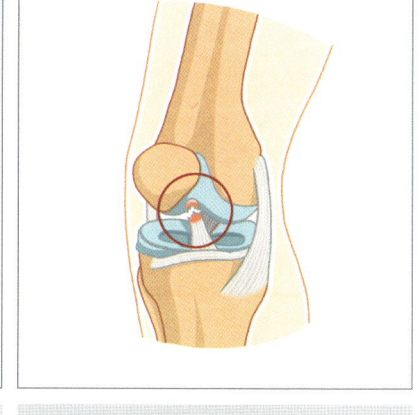

전방십자인대파열

사고로 십자인대파열을 겪는 경우도 있는데, 인대가 신축성이 없어 급작스러운 충격을 견디지 못하기 때문입니다. 십자인대가 손상되면 무릎관절이 붓고 통증이 나타나 운동하기 힘들어질 뿐만 아니라, 평소 계단을 오르내릴 때도 무릎이 아플 수 있습니다. 계단을 내려가거나 내리막길을 걸을때 무릎이 헛돌거나 불안정한 느낌을 받을 수 있습니다.

그런데 십자인대의 손상을 키우는 주범은 따로 있습니다. 바로 '방치'라는 놈입니다. 십자인대가 파열된 뒤 방치한 채로 활동을 계속하게 되면 반월상 연골판이나 무릎 연골이 파열되어 수술의 범위가 커지게 되고, 예후도 나빠집니다. 따라서 치료의 시기를 절대 놓쳐서는 안 됩니다. 운동 중 충격을 받은 후부터 무릎통증이 시작되었다면 전문가와 상담을 통해 적절한 치료를 받으셔야 합니다.

십자인대파열 자가진단

- 무릎에서 퍽 하는 소리가 나고 떨어져나갈 듯한 통증이 느껴진다.
- 무릎의 앞뒤 움직임이 불안정하다.
- 통증이 심하고 무릎을 쓸 수 없다.
- 다리에 힘이 들어가지 않고 휘청거린다.

1) 무릎 환자에게 좋은 냉찜질

무릎에서 통증이 생기는 환자들은 기본적으로 계단 오르기나 등산처럼 무리하게 무릎을 사용하는 운동을 피하는 것이 좋다. 또한 재활운동으로

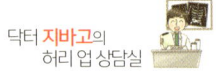

근육을 강화할 때는 염증 예방을 위해 운동 후 20분 정도 얼얼할 정도의 느낌으로 얼음찜질을 하면 도움이 된다. 찜질은 통증을 경감시켜주고 무릎의 부종과 염증을 가라앉히는 데 도움을 준다.

십자인대파열 치료하기

십자인대손상이 경미할 때는 소염진통제를 먹고 물리치료를 받으면서 주변 근육을 강화시켜주는 것으로 쉽게 호전된다. 하지만 연령대가 높고 활동량이 적은 경우에는 적극적인 무릎 근력 강화운동이 필요하다. 십자인대파열이 부분적일 경우 인대가 자연적으로 붙을 수 있도록 6주 정도 보조기 및 깁스를 착용하기도 한다. 십자인대파열이 50% 이상인 경우에는 수술이 불가피하다.

닥터 지바고의 허리 업(UP) 상담실

1. 닭 잡는 데 소 잡는 칼을 쓰랴 – 비수술 요법
2. 피할 수 없다면 제대로… – 수술 요법

2부

수술, 할 것인가 말 것인가 그것이 문제로다

1. 닭 잡는 데 소 잡는 칼을 쓰랴
비수술 요법

01
비수술 치료법의 장점

흔히 비수술 치료라고 하면 일반적인 약물요법이나 물리치료, 운동치료, 견인요법, 도수치료 및 적극적 치료인 신경주사, 초음파유도주사, FIMS, 고주파수핵감압제거술, 경막외내시경시술, 미세주삿바늘, 체외충격파요법, 신경성형술, 풍선확장술, 추간공내시경레이저소작시술(TELA) 등을 모두 포함한다. 간단히 설명하면 전신마취나 하반신마취, 메스에 의한 절개가 없고 치료 후 바로 일상생활이 가능한 것을 비수술 치료로 생각할 수 있다.

비수술적 치료는 많은 장점이 있다.

첫째, 마취에 대한 부담이 없다. 흔히 '전신마취 후 깨어나지 못할 수도 있다'는 정도로만 마취의 위험성을 알고 있는데, 이외에도 마취는 많은 부작용을 갖고 있다. 폐와 관련된 합병증인 무기폐, 폐렴 등이 발생할 수 있으므로 전신마취 후에는 기침을 크게 하도록 유도해야 한다. 또한 마취는 부정맥과 심근경색 등 심장과 관련된 합병증을 가져올 수 있고, 간과 신장 관련 합병증 가능성도 높일 수 있다. 비수술 치료는 마취에 대한 부담이 없어 합병증에 대한 걱정도 없다.

둘째, 수술로 인해 어쩔 수 없이 생기는 조직 손상을 막을 수 있다. 수술을 하면 절개는 필수다. 그러나 병변 조직에 접근하기 위해 절개를 하면 건강한 근육이나 인대, 척추뼈에도 손상이 가해진다. 비정상 조직은 물론 정상 조직도 손상을 입기 때문에 회복기간이 길어진다. 반면 비수술 치료는 절개가 필요치 않거나 절개를 하더라도 1cm 안팎이어서 조직 손상이 최소화된다.

셋째, 당뇨병이나 고혈압과 같이 지병이 있으면 수술 시 따라오는 위험성도 높아진다. 특히 수술 부위 감염이나 수술 도중 위급상황이 벌어질 수 있어 수술을 꺼리는 환자들이 많다. 하지만 비수술 치료는 마취나 절개가 없어 지병이 있는 환자들도 적극적으로 치료를 받을 수 있다.

넷째, 치료 시간이 30분 안팎으로 짧다. 치료 시간이 짧다는 것은 조직 손상이 그만큼 적다는 것을 의미하고, 조직 손상이 경미하므로 당일 퇴원, 일상 복귀가 가능하기 때문에 여러 가지 사정상 병원에서 오랜 시간을 보내기 힘든 바쁜 현대인들도 용이하게 치료를 받을 수 있다.

물론 모든 환자 또는 모든 질환이 비수술 치료에 적합한 것은 아니다. 수술적 치료와 비수술적 치료를 결정하는 데는 몇 가지 근거와 규칙이 있다. 척추질환 중 발생빈도가 가장 높은 디스크와 척추관협착증을 예로 들어보자. 디스크가 튀어나와 신경을 누르는 디스크탈출증은 비수술적 치료를, 신경을 둘러싸고 있는 척추관이 좁아져 신경이 눌리는 척추관협착증은 수술적 치료를 원칙으로 한다. 다만 질환의 경중과 개별적 특징을 고려해 디스크 치료임에도 수술을 하거나 척추관협착증도 비수술 치료를 진행하는 경

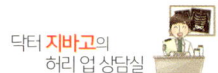

우가 종종 있다.

　척추질환 중 가장 많은 비중을 차지하는 것이 디스크탈출증이다. 탈출된 디스크는 시간이 지나면 자연적으로 흡수되는 조직이기 때문에 수술이 필요치 않은 경우가 많다. 정상 조직을 손상시키는 위험을 무릅쓰는 수술보다는 비수술 치료로 염증과 통증을 경감시키는 노력이 먼저 필요하다.

　척추관협착증은 신경관이 좁아져 신경을 누르는 질환이다. 마비는 나타나지 않지만 통증과 압박감으로 오래 걷지 못해 일상생활이 어려운 경우가 많다. 근본적인 치료는 수술로 좁아진 신경관을 넓히는 것이다. 하지만, 염증과 통증 경감을 위해 비수술 치료를 우선으로 할 수 있다. 비수술 치료로 염증이 줄고 통증도 경감된다면 이후 경과를 지켜보며 수술을 피하거나 미룰 수 있다.

　대부분의 척추질환은 보존적 치료를 충분히 한 다음에 수술을 선택해도 늦지 않다. 가장 낮은 단계는 약을 먹고 물리치료를 받는 것이다. 그래도 차도가 없으면 신경주사를 맞거나 시술로 치료를 하고, 마지막이 수술이다. 가장 낮은 단계부터 순차적으로 치료를 진행하는 것이 최선이다.

02
약물치료

　척추질환은 대표적인 비감염성 염증반응을 일으키는 질환이다. 디스크의 경우 허리를 받치고 있는 디스크가 찢어져 염증이 생긴다. 손상된 인대에도 염증이 생긴다. 꾸준한 압박을 받은 관절도 염증반응을 일으키며, 염증은 통증을 불러온다. 염증이 치유되는 과정에서 염증물질들이 발생해 신경을 자극하기 때문이다. 염증반응은 '붓는 증상'을 동반하는데, 척추신경처럼 숨 쉴 공간이 많지 않은 곳에 염증이 발생하면 염증물질뿐만 아니라 붓는 증상 때문에도 통증이 심해진다. 주변 근육이 긴장하면 신경을 압박하는 정도는 더욱 심해진다. 척추질환에 있어 약물치료는 염증과 통증을 해소하기 위해 처방되며, 이는 가장 고전적이고 기본적인 치료방법이다.

　일반적으로 염증반응을 차단하기 위해 해열진통제, 비스테로이드성 소염진통제, 부신피질호르몬제 등이 처방된다. 염증 반응을 낮추는 이러한 약물들은 대부분 통증을 차단하는 역할도 한다. 약물은 주로 통각을 느끼는 말초와 중추에 작용하는데, 보통의 소염진통제는 말초신경에 작용하고, 항경련제와 항불안제 및 마약성 진통제는 뇌와 척수 같은 중추에 작용한다.

　약물은 작용과 부작용을 고려해 처방해야 한다. 적정량이 되지 않으면 통증 감소 효과가 나타나지 않을 수 있고, 적정량을 초과하면 부작용이 나타날 수도 있다. 급성 통증을 조절하는 소염진통제는 만성 진통에는 별 효

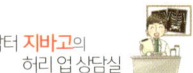

과가 없을 수 있으며, 통증이 장기화되면 항경련제 및 마약성 진통제로 신경을 안정시켜야 한다.

통증 차단을 위해 쓰이는 약은 아래와 같다.

척추질환과 같은 만성 통증을 경험하는 환자들은 약을 지나치게 많이 먹거나 임의로 끊어버리기도 하는데, 약은 반드시 의사의 처방에 따라 복용해야 부작용을 막을 수 있다.

1) 단순진통제

아세트아미노펜이 대표적이다. 말초와 중추신경 모두에 진통 작용을 한다. 열이 날 때는 체온 중추에 작용해 열을 떨어뜨리기도 하지만 일반적으로 중추 억제 작용은 약하다. 경구 투여 후 잘 흡수되며, 경등도 및 중등도 통증 조절에 많이 사용된다.

2) 비스테로이드성

소염진통제 : 관절통과 관절염에 의한 통증, 수술 후 통증에 소염작용, 진통작용, 해열작용을 한다. 비슷한 진통·해열 효과를 지닌 아세트아미노펜에 비해 작용시간이 길고, 간에는 영향을 덜 미친다. 감기·두통·치통·근육통·생리통·해열과 가벼운 신경통에 일반의약품으로 사용되며 관절염이나 류머티즘 등의 중급 통증치료제는 의사의 처방이 필요한 전문의약품으로 분류된다. 부작용으로 위장출혈의 위험이 있어 장기 복용 시에는 위장관 증상이 있는지, 변이 까맣게 나오는지를 관찰해야 한다. 정기적으로 신장기능검사를 포함한 혈액수치검사도 필요하다.

3) 복합진통제 및 마약성 진통제

아편 수용체에 작용하는 약물로 진통효과 외에도 진정작용, 행복감을 주는 작용도 있다. 엔도르핀과 유사한 정도의 진통효과를 줄 수 있는 대표적인 약물로는 모르핀, 코데인, 하이드로코돈, 옥시코돈이 있다. 아세트아미노펜과 트라마돌을 혼합하여 만든 복합진통제로, 아직 마약성 진통제로 분류되어 있지는 않지만 중추 아편수용체에도 작용하기 때문에 효과는 우수하지만 장기 복용 시에는 신체의존성이 생길 수 있다.

위장관 부작용은 거의 없으나 개인에 따라 초기 복용 시 메스꺼움이나 어지럼증이 발생하는 경우가 있어서 낮은 용량에서 적응한 후 복용하는 것이 좋고, 변비 등이 발생할 수 있어 배변 완화제가 도움이 될 수 있다. 약을 중단할 때도 서서히 줄이도록 해야 한다.

4) 부신피질호르몬제

스테로이드로 알려진 부신피질호르몬제는 강력한 항염증효과와 함께 면역을 억제하는 효과가 있다. 일시적 치료효과가 매우 높아 적용되는 질병도 다양하다. 통증 수준에 따라 사용량 및 기간을 결정해야 하며, 신경뿐만 아니라 전신에 작용되기 때문에 반드시 부작용을 고려해서 투여해야 한다. 먹는 것보다는 국소적으로 쓰는 게 부작용이 적다.

5) 항우울제

항우울제는 통증에 대한 역치를 올리는 효과가 있어 통증 치료에도 쓰이는데, 우울증의 동반 여부와 관계없이 만성 통증 환자에 처방되는 경우가 많다. 물론 통증 치료 시에는 우울증을 치료할 때보다 적은 양을 투여하며,

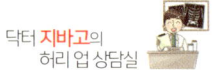

진통효과는 1주일 정도면 나타난다.

6) 항경련제

만성 통증에 쓰이는 약으로, 예전에는 간질 환자에게 많이 쓰여 간질약으로도 알려져 있다. 과거에는 간기능 저하가 발생할 수 있었으나 최근 개발된 약들은 큰 부작용이 없는 것으로 알려져 있다. 항경련제는 신경세포의 방전을 억제해 신경병증성 통증에 효과가 있으며, 찌르거나 타는 듯한 통증 또는 전기가 오는 듯한 통증에 주로 처방한다. 소량부터 투여하다가 양을 늘리는데, 중단할 때도 서서히 줄여나간다. 부작용으로는 초기에 다소 어지럽거나 손발이 약간 부을 수 있지만 환자 스스로 상태를 관찰하며 의사의 복약지도를 따르면 안전하게 복용할 수 있다.

7) 항불안제

항불안제는 불안을 줄이면서 통증이 악화되는 것을 막아준다. 놀라거나 불안하면 근육이 긴장되며, 긴장된 근육은 근육통을 더 심하게 만든다. 항불안제 복용을 통해 긴장이 풀리면서 근육이 이완되면 통증은 줄어든다. 수면장애에도 도움을 준다.

03
물리치료

물리치료는 근육통뿐만 아니라 척추질환에도 흔히 사용된다. 열, 광선, 초음파, 운동 등 여러 가지 물리적 요소를 이용하여 환자를 치료한다. 크게 온열치료, 한랭치료, 수치료, 전기치료, 기계적 치료, 운동치료 등으로 나뉜다.

치료자는 질환에 맞는 적절한 치료방법을 선택하게 되는데, 환자도 자신의 질환에 맞는 치료법인지 점검할 필요가 있다. 근육을 이완시키기 위한 것인지, 통증을 경감시키기 위한 것인지 그도 아니면 염증을 없애기 위한 치료인지 구체적으로 알고 적절한 치료방법을 선택해야 한다.

다양한 물리치료의 방법에 대해 자세히 알아보자.

1) 열기와 냉기를 이용한 치료

열기와 냉기를 이용한 치료는 물리치료실에서 가장 흔히 받는 치료 중 하나로, 표층치료와 심부치료로 나뉜다. 표층치료는 근육이 뭉쳤을 때 이완시켜주는 효과가 있다. 핫팩, 파라핀, 적외선, 저에너지 레이저치료 등이 있으며, 단순 근육통 위주로 처방된다. 표층 열치료는 심부 근육의 이완효과는 크지 않기 때문에 심부의 근육 이완을 위한 치료로는 적절치 않다.

심부치료는 심부 근육의 효과적인 이완을 위한 치료다. 초음파, 단파, 극초단파 치료가 있다. 10분 이상 충분한 치료를 받아야 심부 근육에까지 효

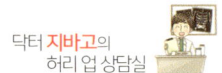

과가 미칠 수 있기 때문에 치료시간을 적절히 조정해야 한다. 같은 통증이라도 급작스러운 염좌와 염증, 부종이 있을 때는 냉찜질을 우선으로 한다. 온열작용은 염증을 악화시킬 수 있어 급성 염증에 의한 병변에는 효과적이지 않다.

2) 전기를 이용한 치료

전기를 이용한 물리치료에는 경피적 전기신경자극, 간섭파치료, 전기자극치료, 신경근육전기자극 등이 있다. 경피적 전기신경자극치료는 통증 경감을 위한 목적으로, 간섭파치료는 통증 경감과 근육 이완을 모두 목적으로 하며, 심부 근육에 효과를 줄 수 있어 척추질환에 주로 사용된다. 전기치료는 경피적 전기신경자극을 통해 동통을 완화시키고, 기능적 전기자극치료를 통해 마비된 근육 또는 신경을 자극하여 근육의 기능적 움직임을 강화한다. 경피적 전기자극치료는 접촉성 피부염 등을 일으킬 수 있으며, 심박동기 사용 환자나 임신 중에는 금기다.

3) 견인치료

척추 견인치료는 좁아진 척추 또는 경추 사이의 간격을 넓혀 디스크의 압력을 줄이고 눌려있는 신경을 풀어주는 치료법이다. 환자의 체중을 기준으로 목은 10%, 허리와 골반은 30~40%의 힘으로 서서히 당겨 척추에 손상을 주지 않으면서 척추의 압박을 개선해준다. 견인을 하면 척추의 간격이 벌어지면서 디스크 압력이 낮아지고 신경에 가해지는 압력이 줄어들게 되며 그로 인해 인대와 근육이 이완되는 효과도 있다. 디스크와 척추협착증의 초기, 거북목증후군, 허리나 골반이 틀어진 경우 실시할 수 있다. 다만, 견인치료는 통증을 줄여주는 대증치료로, 근본적 치료는 되지 못한다. 운동치료를 병행하며 재발을 막는 것이 최선이다. 단, 척추불안전성, 골절, 염증, 척수병증 및 심한 골다공증이 있는 환자에게는 금기사항이다.

4) 운동치료

운동치료는 관절운동, 기능적 운동, 조절과 협응 기능운동으로 나뉜다. 관절운동은 관절에 문제가 있는 경우 통증을 해소하고 유연성을 키워주는 운동이다. 기능적 운동은 일상생활에서 필요한 운동력을 지원한다. 조절과 협응 기능운동은 운동실조나 조절장애가 있는 경우 시행되는 운동치료다. 운동치료는 인체를 움직이고 안정화시키는 근육 간의 불균형을 잡아주고, 척추를 잡아주는 근육을 강화하기 위해 실시된다. 근육이 발달하면 통증 경감은 물론 장기적인 치료효과 유지에도 도움이 된다. 운동도구별 세부 치료내용은 다음과 같다.

① 메덱스

메덱스는 경추, 요추의 신전근을 검사하고 운동을 돕는 장비다. 각도에 따른 정확한 근력 측정이 가능하며, 개인별 데이터를 저장한 후 평균 수치와 비교해 현재의 상태와 근력의 변화를 체크할 수 있다.

② 센타르

센타르는 '3차원 척추 안정화 시스템'으로 360도로 회전하는 장치다. 성별 및 나이대의 이상적인 근력 대비 환자의 현재 근력상태 등을 알려주고, 척추의 전후좌우 근육의 고른 발달을 유도한다. 척추를 둘러싸고 있는 몸통

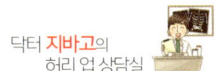

및 심부 근육을 강화하는 데 특화된 장치로, 척추의 안정성을 향상시킨다. 개인의 근력에 따른 맞춤운동이 가능한 게 장점이다.

③ 슬링

슬링은 흔들리는 줄을 이용하는 치료로 오랜 통증으로 인해 근력이 약해지고 균형감각이 떨어진 환자에게 적합하다. 외부 자극과 긴장을 견뎌낼 수 있는 근력과 지구력을 키워주는데, 환자가 직접 능동적으로 치료에 참여할 수 있게 한다. 운동 강도와 단계 변화 조절이 가능하기 때문에 척추 및 관절수술 직후의 환자부터 스포츠 선수까지 폭넓은 환자에게 적용할 수 있다.

④ 소도구

에어쿠션 딘에어: 에어쿠션 데코 안의 균일한 공기 흐름이 균형을 잡도록 만들어주기 때문에 본인이 인지하지 못하는 상태에서도 운동을 유도한다. 신체의 밸런스 능력을 향상시켜주고 똑바른 자세를 유지시키는 다양한 트레이닝이 가능하다.

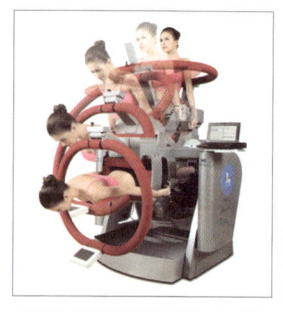
센타르

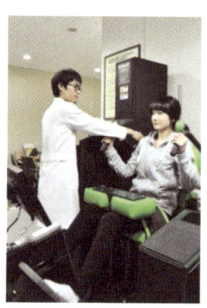
메덱스

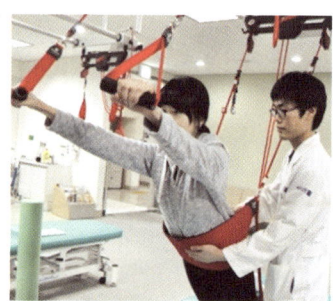
슬링

폼롤러: 원기둥 모양의 소도구로, 긴장된 근육과 손상된 근육조직을 완화시켜 운동능력의 한계를 크게 확대시켜준다.

밸런스 패드: 맨발로 운동을 하면 감각 통합능력 및 반응능력을 향상시키며, 자세를 바르게 유지하도록 도와준다. 다이내믹한 운동을 통해 쉽게 트레이닝에 참여할 수 있다.

짐볼: 원형의 공으로, 신체의 불균형을 잡아주고 신체에 무리가 가지 않으면서 체형 교정, 근력강화, 유연성과 평형감각 등을 높여준다.

04
도수치료

도수치료의 사전적 의미는 '맨손으로 검사하거나 치료하는 것'이다. 통증이나 운동제한이 나타난 원인을 전문의가 진단한 후 전문치료사가 환자의 운동기능과 근육 및 근력 상태를 파악하고 치료한다. 치료된 상태를 지속적으로 유지시키기 위해 도수 기술과 운동을 병행하게 된다. 도수치료는 환자의 통증 완화와 신체기능 개선을 위해 다양한 장비 및 소도구를 활용한다. 근육의 밸런스를 잡아주는 효과도 뛰어나다. 전문치료사가 환자와 1:1 개별 치료를 진행하며 상태에 맞게 단계별 치료를 하기 때문에 환자가 느끼는 정서적 만족도도 높다.

적응대상은 수술 후 회복 중인 환자, 허리·목·어깨·골반부의 통증 및 질환, 흉추부·무릎 및 어깨 주변 근육에 문제가 있어 운동범위에 제한이 있는 경우, 손목·발목·팔꿈치 관절 등 전반적인 문제가 동시에 나타나는 경우, 검사상 특이사항이 없는데 통증이 있는 경우 등으로 다양하게 적용할 수 있다.

05
신경주사

신경은 온몸에 있으며, 척추를 놓고 보면 뇌로부터 나와 꼬리뼈로 내려간다. 척추뼈를 중심으로 좌우로 신경 가닥이 빠져나오는데, 경추에서는 어깨와 팔로 가는 신경이 나오고, 흉추에서는 등과 배로 가는 신경이, 요추에서는 다리로 내려가는 신경이 나온다. 신경에 문제가 생기면 신경이 지배하는 곳에 통증이 찾아온다. 어깨가 아프면 경추에서 어깨로 나가는 신경이 눌린 경우가 많고, 다리가 아프면 요추에서 다리로 나가는 신경이 눌린 경우가 많다. 신경이 눌리면 염증반응 및 부종 등에 의해 통증이 발생한다.

신경주사란 주변 조직에 염증이 생겨 붓고 압박을 받는 신경에 약물을 주입하는 치료법이다. 최근에 개발된 비수술적 요법 중 하나로 효과가 뛰어나다. 보통 인체 내 염증이 생기면 통증물질이 작용해 신경에 부종이 발생하는데, 염증을 없애면 자연스럽게 부기가 감소하며 신경 압박이 줄어들어 통증도 사라진다. 신경주사는 운동요법과 병행할 경우 만성적인 요통에도 효과적이며 급성으로 허리를 삐끗한 염좌의 경우에도 적절한 신경주사로 바로 걸을 수 있게 한다.

신경주사의 주사제에는 강한 항염증제인 스테로이드, 국소마취제인 리도카인 그리고 식염수가 들어있다. 식염수는 염증 부위를 씻어주어 통증 유발 물질들을 제거한다. 국소마취제인 리도카인은 통증을 차단시켜 통증의

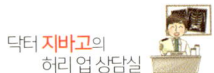

악순환을 끊는 역할을 하며, 일시적이지만 확실한 효과가 있다. 스테로이드는 염증을 줄여주는 역할로 장기적인 통증 완화에 도움을 준다.

신경주사는 영상증폭장치(C-arm)의 유도 하에 실시간 관찰을 거쳐 진행된다. 시술시간이 5분 내외로 짧고 시술 즉시 통증이 없어져 일상생활 복귀가 가능하다. 약 1~2주 간격으로 3~4회 반복치료를 할 수 있으며, 치료기간과 횟수는 개인차가 있다. 신경주사 치료 1~2주 후 환자를 봤을 때 통증이 50%까지 떨어지면 2차를 진행한다. 2차에서 70~80%까지 통증이 줄어들면 3차를 한 번 더 실시한다. 만일 1차 치료 후에 통증이 70~80% 줄어들면 일단 경과를 지켜본다. 보통은 약물치료와 자연치유를 고려해 신경주사 후 3개월까지 통증이 호전되는지를 확인한다.

신경주사의 치료효과는 통증을 유발하는 신경작용 억제, 척추 주위 근육의 긴장 이완, 신경 유착 제거, 혈액순환 증가로 신경의 부종이나 염증 완화, 유해성 신경자극 물질의 작용 억제, 통증을 유발하는 물질 억제 등이다.

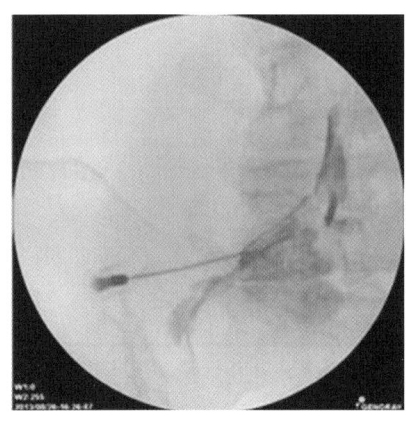 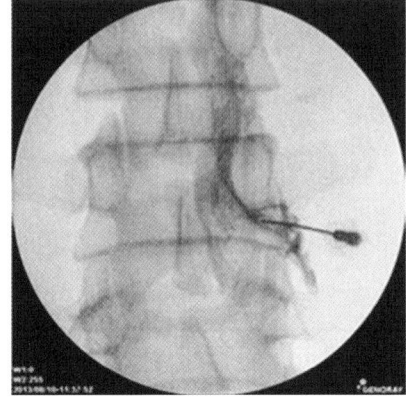

요추 신경근 주사 시술 사진: 조영제를 이용하여 주사하고자 하는 신경근의 경로를 정확히 확인하고 주사한다.

허리나 목 통증을 가진 환자, 디스크 퇴행과 탈출증, 척추신경근의 압박, 척추협착증을 가진 환자에게 적용할 수 있다.

보통 시술 후 통증이 경감되고 두통이나 어지럼증, 근력 약화 등의 부작용이 나타나는지 여부를 확인하기 위해 30분 정도 경과를 봐야 한다. 치료 후 1~2일 정도는 다리나 팔의 힘이 빠지거나 뻐근함, 통증을 느낄 수 있지만 시간이 지남에 따라 완화될 수 있다. 치료기간 동안은 무거운 물건을 들거나 운동(수영, 등산, 장시간 걷기, 여행)을 피하고 휴식을 취하는 것이 좋다. 여성 환자의 경우 생리의 이상이 생길 수 있으나 주사치료가 끝나고 1~2개월 후에는 원상태로 돌아오므로 안심해도 된다.

06
초음파유도주사

초음파유도주사는 초음파기기를 이용해 병변을 진단하면서 정확한 위치에 바늘을 삽입하여 치료제를 주사하는 시술이다. 소요시간은 10분 내외로 질환 부위에 따라 다를 수 있다. 목과 허리의 통증에서부터 수근관증후군, 이상근증후군, 척골신경증후군, 만성 두통, 손저림, 수족냉증, 만성 후두부두통, 어깨통증, 고관절통증, 발목통증까지 다양한 질환에 적용 가능하며 어깨수술이나 팔꿈치수술 시 마취 영역까지 적용할 수 있다.

시술 과정은 우선 검사할 부위에 젤을 바르고 초음파 도구를 피부에 문지르면서 화면에 나타나는 영상으로 병변의 위치 및 상태를 확인한다. 진단을 마친 후에는 초음파를 보면서 실시간으로 바늘을 병변 부위에 정확하게 위치시키고 치료약물을 주입한다. 소요시간은 10분 내외이며, 치료 후에는 시술 부위에 하루 정도 통증이나 뻐근함이 있을 수 있다.

07
FIMS (기능적근육내자극술)

　FIMS는 영상장치를 이용해 신경이 지나가는 통로 부위를 뚫거나 유착을 박리한 후 약물을 주입하는 치료법이다. 또한 FIMS는 특수바늘을 근육의 일정 부위에 삽입하여 신경반사를 일으킴으로써 잘못된 신경의 정보전달 시스템도 치료한다. 굳어진 관절막의 유착을 풀어주고, 영상을 확인하며 정확한 위치의 관절막에 염증 제거 약물을 뿌려준다. 초음파, 영상증폭장치 등의 영상기기를 이용하기 때문에 정확하고 효율적으로 유착 부위를 박리할 수 있다. 신경통증주사치료와 같이 겸비해서 치료하기도 하며, 치료 후 운동기능의 개선 및 통증 감소를 기대할 수 있다.

　시술방법은 우선 컴퓨터 영상장치를 통해 병변의 정확한 위치를 확인한다. 그런 다음 1.2mm 두께의 바늘을 이용하여 근육뿐만 아니라 주위 조직이나 척추관 주위의 유착을 제거한다. 특히 척추신경이 눌려있는 경우 바늘로 자극해 디스크와 신경 사이의 간격을 넓혀준다. 황색인대와 신경 사이의 유착도 박리해주는데, 추간공의 신경관 부위 유착을 직접 박리해줄 수도 있다. 수술이 필요하지 않은 디스크 및 척추관협착증, 좌골신경통, 근막통증증후군, 퇴행성관절염 등에 적용할 수 있다.

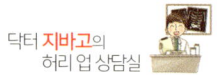

08
고주파수핵감압제거술

고주파수핵감압제거술은 고주파 열에너지를 이용해 디스크 내의 통증을 일으키는 신경을 차단하고 디스크의 크기를 줄여주는 치료법이다. 수핵을 수축시켜 직접 신경 압박을 줄여주기 때문에 근본적인 치료가 될 수 있으며, 고주파를 받은 디스크의 크기를 줄여 더욱 단단하게 할 수 있다는 장점이 있다.

고주파수핵감압제거술은 이론적으로 통증의 원인이 되는 병변을 제거한 후 고주파열을 이용해 디스크의 벽을 이루는 콜라겐 섬유를 수축시키며,

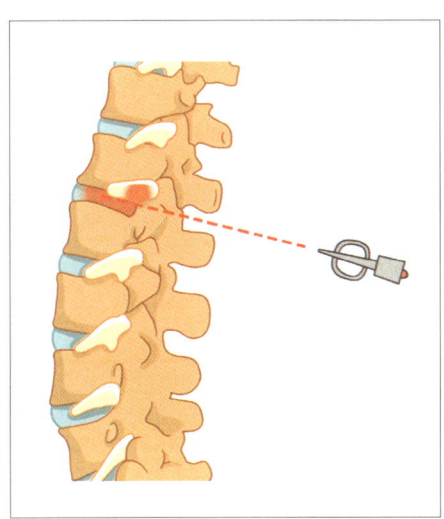

고주파를 받은 수핵은 용적이 줄면서 가스나 물로 변화한다. 가스나 물은 인체에 자연스럽게 흡수된다. 고주파수핵감압제거술에서 디스크에 쏘이는 고주파의 양은 매우 소량이기 때문에 안전하다. 안전한 범위 내에서 치료를 하기 때문에 줄어드는 디스크가 많지 않으나, 병변이

발생한 경우 약간의 볼륨만 줄여주어도 신경에 가해지는 압력이 급격히 떨어지기 때문에 신경의 입장에서는 매우 편안한 상태가 된다. 압박이 줄면 통증도 사라지고 회복이 빨라진다.

경추 및 요추부 디스크, MRI상 퇴행성 변화가 적은 경우, 물리치료 등 보존적 치료에 효과가 적은 경우, 수술에 대한 두려움이 큰 경우, 전신마취가 불가능한 질환을 가진 경우에도 치료가 가능하다.

시술 과정은 기본적인 수술 전 검사(피검사, 심전도 및 엑스레이 검사) 후 국소마취로 진행한다. 가느다란 관을 절개 없이 디스크에 삽입하고, 40~70도의 저온고주파열을 쏘여 디스크 내 균열로 자란 신경을 차단하고 디스크를 감압하여 신경 압박을 해소한다. 허리디스크의 경우 엎드린 상태에서 시행하고, 목디스크의 경우 똑바로 누워 고개를 약간 젖힌 상태에서 시행한다.

소요시간은 30분 내외로 치료 후 바로 일상생활로 복귀할 수 있으나 1~2주간 통증이 조금 심해질 수도 있다. 운동치료와 병행하면 통증 완화 효과가 빠르게 나타난다.

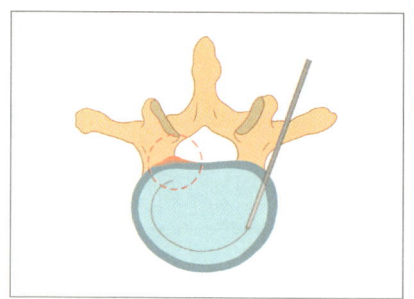 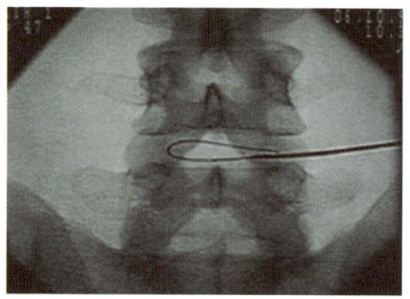

요추부 고주파수핵감압술 시술 모습

09
미세주삿바늘(MTS needle)

미세주삿바늘 치료는 특허받은 0.25~0.35mm의 아주 가느다란 미세주사바늘과 가이드관을 이용해 약물을 주입하는 치료법이다. 가느다란 미세주사바늘을 이용하므로 신경, 장기, 혈관 등 조직에 손상을 거의 주지 않고 안전하게 치료를 진행할 수 있다. 또한 미세주삿바늘은 신경과 혈관에 대한 손상이 거의 없기 때문에 사고에 대한 위험이 거의 없이 병변 깊숙한 곳까지 접근이 가능하다.

신경과 조직, 근육, 인대 등 통증의 근본 원인인 병소를 찾아 치료하며 약해진 조직을 재생, 강화시켜준다. 비수술 치료 중 비교적 근본적 치료가 가능하며 환자 스스로 회복할 수 있도록 하는 과정에서 통증이 완화된다.

미세주삿바늘은 전통적 수술과 내시경을 이용한 수술, 신경성형술과 수핵성형술 등의 비수술적 치료로 효과를 보지 못한 환자에게 도움을 줄 수 있다. 기존 치료법과 달리 시술 시 환자가 느끼는 고통이 적고, 신경·혈관·기타 조직 손상이나 장기 손상·출혈·감염의 위험성이 거의 없다.

시술 과정은 이학적 검사를 통해 치료부위를 찾아낸 다음 가느다란 미세바늘을 병변 부위에 정확하게 위치시키고 약물을 주입한다. 시간은 5~20분 정도 걸린다.

만성두통, 편두통, 이명, 난청, 대상포진 후 신경통, 만성위장병 등 만성 신경통증 질환자부터 경추부통증, 손저림, 무릎통증, 발바닥통증의 척추관절 질환까지 다양한 환자군에 적용 가능하다.

10
체외충격파 요법

 흔히 체외충격파라 하면 신장결석을 떠올린다. 체외충격파는 콩팥에 돌이 생겼을 때 이를 깨는 치료법으로 잘 알려져 있는데, 통증 조절에도 효과가 있다. 비수술 치료로 손상과 수술 없이 척추 및 관절 질환 치료가 가능하다.

 체외충격파치료는 물리치료와 주사 등 보존적 요법의 대체 치료법으로 관절 부위의 질환에 주로 적용된다. 근육에 자극을 줘서 혈관을 확장시키고 혈류를 증가시키는 치료법으로 짧아진 근막을 늘려서 만성적인 통증을 해소할 수 있게 해준다. 세포에 의도적 손상을 주어 새로운 혈관의 형성을 촉진하고 조직의 재생을 돕기도 한다. 더불어 화학적 복합체를 형성하여 인대, 힘줄 및 근육 주위 조직과 뼈의 치유과정을 자극하거나 재활성화시킨다. 그 결과 통증 자극을 감소시키며 남은 정상 조직의 재생을 촉진시켜 기능의 개선을 얻을 수 있다.

 체외충격파 적용 질환은 석회화건염, 테니스 및 골프 엘보, 족저근막염, 아킬레스건염, 골절의 유합 지연, 회전근개파열 등 관절, 근육 및 신경계통의 질병 등이다.

 치료과정은 먼저 시술할 정확한 부위를 결정한 후 시술 부위 피부에 젤을 바른다. 치료기구를 시술 부위에 접촉시키고, 충격파의 범위와 깊이를 조절한 후 저에너지 충격파로 시작해서 기구를 움직여 압통이 가장 심한 부위에 충격파가 가해지는 것을 확인한다. 환자의 상태에 따라 필요한 수준까지 천천히 충격파의 에너지를 올려서 치료한다. 충격파가 전해지는 깊이에 따라 길이와 강도를 조절한다. 질환에 따라 차이가 있지만, 대략 주 2회에서 1주일 간격으로 3~5회 정도까지 실시한다.

소요시간은 매회 약 10~15분 정도이다. 충격파 치료 시 발생하는 통증은 정상적인 반응이며, 치료가 중단되면 바로 사라진다. 치료 후 귀가한 다음에 통증이 있을 수 있으나 회복되는 과정에서 생기는 정상적인 염증치유 반응이므로 걱정하지 않아도 된다. 통증이 가라앉지 않는다면 충격파 치료와는 다른 증상이므로 전문의와 상담이 필요하다.

11

신경성형술

신경유착박리술로도 불리는 신경성형술은 신경주사의 발달된 형태라고 할 수 있다. 비수술 척추치료 중 가장 적용범위가 넓은 일반화된 치료법이다. 일직선의 주사가 아니라 곡선면도 따라갈 수 있는 얇은 관을 이용하기 때문에 염증 부위에 주삿바늘보다 더 가까이 접근할 수 있다.

작용 기전은 염증으로 부어있는 곳을 세척하고, 염증을 가라앉히고, 염증물질을 씻어낸다. 사용되는 약물은 생리식염수, 스테로이드제제, 리도카인, 고농도포도당 용액 등이다. 생리식염수는 상처를 씻어내는 효과가 있고, 스테로이드제제는 신경이 앓고 있는 염증을 가라앉힌다. 리도카인은 마취제지만 소염진통제로도 효과가 있다. 고농도포도당 용액은 세포 내 염증을 유도하는 약물로 작용하는데, 세포 내 염증을 통해 새로운 조직이 튼튼하게 자랄 수 있도록 한다.

이상의 약물들은 '통증의 역치를 높이는 효과'가 있다. 통증의 전달은 신경에 있는 통각 수용체들이 활성화되어 전달됨으로써 뇌가 통증이라는 자극을 느낄 수 있게 한다.

신경주사 VS 신경성형술

신경주사와 신경성형술은 비슷한 약물을 사용하지만 약물을 주입하는 방법에 큰 차이가 있다.

화재를 병변으로 비유하자면, 신경주사는 멀리 사다리차에서 베란다 창문으로 물을 쏘는 방식이고, 신경성형술은 소방관이 호스를 들고 계단을 올라가 직접 불을 끄는 방식이다. 이처럼 불을 끄는 강도와 정확성에 확연한 차이가 있기 때문에 효과에서도 당연히 차이를 보인다.

신경주사의 바늘은 일직선 구조다. 신경이나 여타 구조물들을 피해 병변에 접근할 수 없기 때문에 근처까지만 들어갈 뿐이다. 또한 주삿바늘은 단단하고 날카롭기 때문에 통증을 일으키는 유착을 풀어주는 기능은 할 수 없다. 자칫 신경을 잘못 건드리면 신경손상을 일으킬 수도 있다.

이에 비해 신경성형술에서 사용하는 카테터는 자유자재로 움직여 병변에 닿을 수 있다. 굴곡운동도 가능하므로 조작을 통해 유착을 풀어줄 수도 있다. 실제 많은 신경성형술은 약물 주입뿐만 아니라 유착을 풀어주는 시술도 함께한다. 카테터로 신경 주변을 움직이며 엉겨붙은 조직을 떼어내면 통증을 더 많이 줄일 수 있다.

그런데 통증이 자주, 심하게 발생하면 통증을 느끼는 수용체가 늘어나고, 이는 만성통증의 원인이 된다. 만성통증이 되면 조금만 자극이 돼도 심하게 통증을 느끼게 된다. 통증을 느끼는 빈도와 강도를 줄여 일반적인 통증이 만성통증으로 진행되는 것을 막을 필요가 있다. 신경성형술은 1회성 치

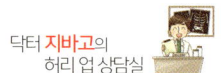

료로 약물을 사용하고 유착을 박리해줌으로써 장기적으로는 환자가 겪고 있는 통증이 만성통증으로 발전하는 것을 막아준다.

신경성형술은 주로 척추뼈에서 일어나는 신경염증을 해소하는 데 이용된다. 디스크나 척추관협착증이 있는 신경 부위에 2mm 정도의 얇은 카테터를 넣고 약물을 주입해 신경부종이나 염증을 가라앉힌다. 유착이 발생한 부위의 유착 박리 후 직접 약물을 주입해 수술 없이 통증을 치료할 수 있다. 직접 신경에 약물을 주입하기 때문에 치료효과도 빠르게 나타난다. 신경유착박리술이라는 이름에 걸맞게 신경이 엉겨붙는 유착이 일어난 경우 카테터를 움직여 풀어줄 수 있다. 보통 15~30분 정도 소요되며 시술 후 2시간 정도는 안정을 취해야 한다.

통증 경감 정도가 뛰어나면서도 절개가 필요없고, 고혈압이나 당뇨 같은 지병이 있는 환자에게도 시술이 가능하다. 바로 일상 복귀가 가능한 것도 장점으로 꼽힌다. 단, 조직에 섬유화가 진행되어 딱딱하게 굳어진 경우는 카테터로 박리하기 어려울 수 있고, 이러한 경우는 장기간 효과를 기대하기 어려울 수 있다.

시술 과정은 먼저 국소마취 하에서 꼬리뼈나 목 뒤쪽의 신경공을 통해 경막외강으로 카테터를 삽입한다. 원하는 부위에 도달하면 고장성식염수(10%)나 유착방지제를 주입하여 카테터를 움직이며 신경 주변 유착 부위를 떼어내고 약물을 주입함으로써 시

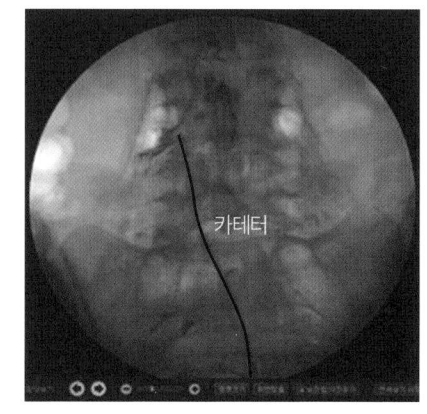

요추부 신경성형술 시술 사진

술을 마친다. 샤워는 시술 다음 날 가능하고, 목욕은 시술 후 5~7일 지나서 가능하다. 부작용 예방을 위해 시술 부위에 찜질 및 물리치료는 하지 않아야 한다. 시술 부위가 붓거나 열이 날 때는 내원해 전문의의 진료를 받아야 한다.

12
풍선확장술

풍선확장술은 좁아진 척추관 내에 관을 위치시키고 풍선을 불어 공간을 만들어주는 시술이다. 국소마취 후 꼬리뼈 부분이나 추간공을 통해 풍선이 내장된 특수 카테터를 넣고 척추관이 좁아진 곳까지 진입시켜 풍선을 부풀게 한다. 풍선을 빼내면 공간이 생기는데, 눌려있던 신경에 숨을 쉴 수 있는 공간이 확보되고, 협착 부위를 확장시키면 신경 압박이 개선된다. 염증을 가라앉히는 약물을 넣어 신경의 염증도 가라앉힌다. 척추관이 다시 좁아지는 것을 어느 정도 막아주면서 신경을 자극하는 원인도 해결하기 때문에 다리가 당기고 저린 증상이 사라진다.

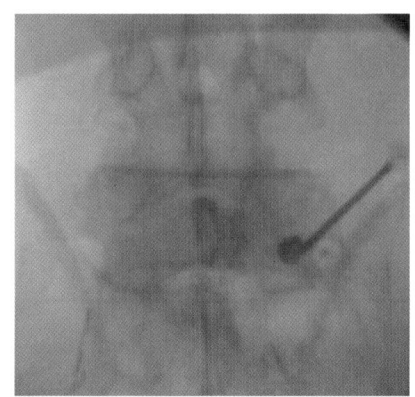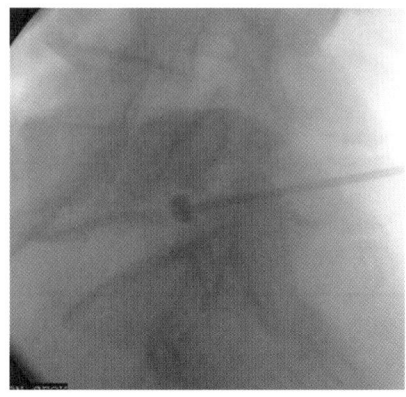

풍선확장술을 이용한 추간공 감압시술 사진

시술 시간은 30분~1시간가량으로 짧고, 절개 및 출혈 부담 최소화 등의 장점이 있다. 회복 속도도 빠르고 안전하며 척추관협착증 증상 개선 효과도 뛰어나다. 인대가 두꺼워지거나 뼈가 자라서 신경을 누르는 척추관협착증, 척추수술 후 통증이 재발한 환자에게도 효과적이다. 또한 경막외내시경시술이나 신경성형술로 치료하기 힘든 추간공협착증도 치료할 수 있다는 장점이 있다.

13
경막외내시경레이저시술

경막외내시경레이저시술은 천골 열공을 통해(그림 참조) 내시경이 포함된 카테터를 척추관 내로 진입시켜 신경 압박 부위의 유착을 해결하거나 염증물질을 씻어주며, 돌출되거나 파열된 디스크를 레이저로 태우면서 감압시키고 치료 약물을 주입하는 방법이다. 수술의 부담을 줄이면서 근본적인 치료를 할 수 있는 안전한 치료법으로 직접 통증의 원인이 되는 디스크를 제거하기 때문에 통증 감소 등의 효과를 기대할 수 있고, 수술 후 부작용도 많지 않다.

치료방법은 약물을 주입하여 염증을 가라앉히고 레이저를 이용해 신경을 압박하고 있는 디스크 크기를 줄여 통증을 해소한다. 내시경카메라를 통해 시술 부위와 디스크 상태를 직접 볼 수 있기 때문에 통증의 원인을 찾고 치료하는 데 매우 효과적이다.

내시경은 직접 째서 보기 힘든 부분에 카테터를 삽입해 병변을 확인하도록 만들어진 기구로, 좁은 공간에 여러 조직들이 밀집해 있고 칼을 댔을 때 위험성이 커지는 척추와 같은 조직에 적합하다.

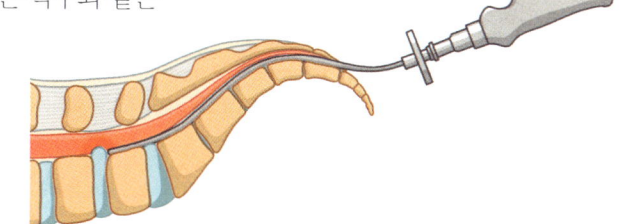

경막외내시경레이저시술에서는 레이저로 문제가 되는

디스크를 제거하거나 용적을 줄여주는 형태로 치료가 진행된다. 사용되는 레이저는 단백질의 구성을 바꾸는 기능을 가진 빛이다. 자르고, 태우고, 열을 발생시키는 기능을 가지고 있다. 경막외내시경시술은 작은 레이저를 집어넣어 튀어나온 디스크를 없애거나 줄어들게 한다.

하지만 약물이 경막을 지나 척수에 유입되거나 척수가 물리적 손상을 받을 정도의 충격이 가해지면 부작용이 크게 나타날 수 있으며, 레이저 열에 의해 신경이 손상되면 큰 신경학적 장애를 일으킬 수도 있기 때문에 숙련된 의료진에게 치료를 받는 것이 매우 중요하며, 적절한 적응증을 잘 알고 치료를 받아야 한다.

전체 치료 시간은 1시간 내외로 국소마취 하에 진행되기 때문에 만성질 환자들도 부담 없이 치료를 받을 수 있다. 척추수술 후 통증이 남은 환자, 재발 및 퇴행성 디스크 환자, 허리디스크 및 척추관협착증 환자, 척추전방전위증에 의한 요통 및 하지 방사통 환자에게 제한적으로 적용이 가능하다.

시술 과정은 먼저 국소마취 후 내시경이 달린 긴 바늘을 꼬리뼈 부위에 삽입한다. 그런 다음 내시경을 이용하여 긴 관(카테터)을 신경통로를 통해 병변의 정확한 위치에 도달시킨다. 병변 부위를 내시경 영상으로 직접 확인한 후 약물을 주입하고 레이저를 이용하여 통증 원인을 치료한다.

소요시간은 30분 내외로, 시술 당일은 허리에 무리가 가지 않도록 안정을 취하는 것이 좋다. 시술 당일 및 다음 날까지는 시술 전 통증이 일시적으로 악화될 수 있으나, 기계적 자극으로 인한 박리와 약물에 의한 화학작용 등 일시적인 현상으로 대부분 자연 소실되므로 안심해도 된다.

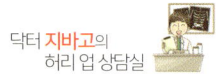

14
추간공내시경레이저소작시술(TELA)

경막외내시경레이저시술은 꼬리뼈를 통해 특수 카테터를 삽입해 디스크와 척추관협착증 등을 치료하지만, 너무 큰 디스크의 경우 접근이 어려운 단점이 있었다. 추간공내시경레이저소작시술은 옆구리 쪽으로 내시경을 삽입해 이러한 문제점을 해결한 치료법이다. 신속하게 접근할 수 있고 시야도 자유로워 정밀한 치료가 가능하다.

추간공내시경레이저소작시술은 정방향으로 빛을 발사하는 레이저 빔을 통한 꼬리뼈 내시경 방식의 레이저시술과 달리 빛이 분산돼 나와 신경과 멀어지는 부위까지 레이저 빔이 도달하기 때문에 신경이나 정상 조직의 손상을 방지하고 환부의 디스크만을 골라서 치료할 수 있다. 레이저로 치료하면서 소형 집게를 이용해 디스크를 물리적으로도 제거할 수 있기 때문에 기존 레이저시술에 비해 더 높은 치료효과를 보여준다.

시술은 국소마취로 30분 내외로 진행되며, 당일 시술 및 퇴원이 가능하다. 여느 비수술 치료와 같이 고혈압, 당뇨를 가진 고령 환자에게도 적용이 가능하다.

2. 피할 수 없다면 제대로…
수술 요법

01
수술 치료를 선택해야 할 경우

척추질환에서 일반적으로 시행되는 수술적 치료는 내시경디스크성형술, 내시경척추관감압술, 현미경후궁절제술, 인공디스크치환술, 현미경종양제거술, 척추유합술, 척추체성형술 등이 있다.

다양한 척추 변형 수술에 대한 연구에 의하면, 척추수술은 절제 부분이 크면 클수록 변형을 교정할 수 있는 능력이 향상되지만 다양한 합병증에 대한 위험성도 증가하는 것으로 나타났다. 때문에 수술이 필요한 경우와 그렇지 않은 경우를 구분하는 과정에서 전문의와 충분한 상담이 필요하다.

모든 척추 치료는 비수술 치료가 우선이다. 하지만 비수술 치료는 '만능'이 아니다. 마취와 절개에 의한 부담이 없고 회복기간이 빠르지만 모든 척추 질환을 비수술로 진행할 수는 없다. 일부 척추질환은 반드시 수술 치료를 선택해야 하는 경우가 있기 때문에 환자와 의료진은 적시에 제대로 된 치료를 통해 완치에 이르도록 노력해야 한다.

척추 수술의 원칙은 크게 두 가지다. 일상생활을 못할 정도의 극심한 통증이 있거나 신경증상이 있는 경우다. 신경증상이란 마비가 와서 보행장애가 발생하거나 대소변에 장애가 일어나는 경우다. 이런 경우는 수술을 너무 늦게 하면 신경이 회복되지 않아 영구적인 장애를 가져올 수도 있기 때문에 반드시 적기에 수술을 해야 한다.

디스크의 경우 자연 흡수가 더뎌서 계속 신경을 누를 때 혹은 지속적인 신경 압박으로 마비와 같은 극단적인 증상이 나타날 때는 디스크를 제거하거나 줄여주는 수술을 시도할 수 있다. 디스크 환자의 90% 이상은 수술을 안 하고도 좋아지지만 마비증상이 나타난 경우 신경 손상이 영구적으로 남을 수 있기 때문에 조기에 수술을 시행하여 후유증을 줄여야 한다.

다행히 최근에 개발된 척추 수술법들은 최소한의 절개와 조직 손상으로 수술에 대한 부담감을 많이 줄였다. 예전에는 디스크에 문제가 생기면 광범위하게 디스크를 제거하거나 특수나사로 뼈와 뼈를 연결하는 유합술을 실시했다. 이러한 방법은 허리의 운동능력을 많이 떨어뜨려 환자가 이전처럼 척추를 굽히고 펼 수 없는 상태가 되기 쉽다. 하지만 최근에는 최소한의 절개로 터진 디스크만 선택적으로 제거하는 현미경감압술이 보급되었고 내시경을 이용한 수술도 활발히 진행되고 있다. 관절이 완전히 망가져서 아주 극심한 불안정성을 보이지 않는다면 신경을 누르는 디스크만 선택적으로 제거하는 수술도 많이 행해지고 있다. 이로써 허리의 운동성은 유지하면서 주위의 디스크가 망가지는 것을 방지할 수 있다. 근육과 뼈의 손상도 줄이고 수술 후 통증도 줄이는 수술로, 환자가 겪는 부담과 합병증도 적다.

모든 척추 치료의 목표는 완치다. 척추질환 역시 완치를 위한 수술법들이 많이 개발되고 발전되었다. 비수술 치료로 효과가 없다면 수술을 무조건 두려워하고 피하기보다 내게 맞는 최선의 방법인가를 고려해야 한다. 특히 극심한 통증으로 일상생활이 어려운 경우, 마비와 같은 극단적인 신경증상이 나타난 경우에는 수술을 적극적으로 고려해보아야 한다. 무엇보다 적시에 제대로 된 완벽한 치료를 하는 것이 중요하다.

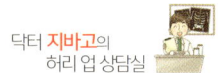

02
내시경디스크성형술

내시경디스크성형술은 구부러지는 내시경을 사용한 디스크 치료법이다.

정상적인 디스크 조직에 손상을 주지 않고 구부러지는 말랑한 내시경으로 찢어진 디스크만 선택적으로 시술해 통증을 치료한다. 일반적인 디스크 수술 후 발생할 수 있는 디스크 높이의 감소가 없으며 볼펜 크기 정도의 가느다란 장비만 사용하므로 감염 등의 합병증 우려도 거의 없다. 특히 목디스크의 경우 성악가, 교사 등 목소리에 민감한 직업을 가진 환자도 시술 후 목소리 변성의 가능성이 없어 쉽게 선택할 수 있다.

수술 과정은 내시경이 들어가는 부위를 국소마취하고 엑스레이를 보면서 디스크까지 내시경 장비를 위치시킨다. 내시경 모니터를 통해 병소를 확인하면서 정상적인 디스크 조직을 보존하고 찢어진 부위를 선택적으로 제거한다. 자동펌프를 사용한 식염수 세척으로 디스크 내부의 독소를 세척한다. 수술시간은 약 30~40분으로 당일 퇴원이 가능하고 1박 2일로 진행되기도 한다.

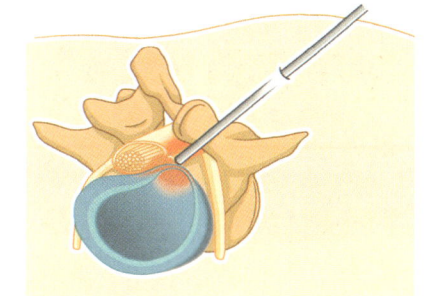

03
내시경척추관감압술

내시경척추관감압술은 비수술 치료와 전통적인 절개법의 중간 단계에 해당하는 새로운 수술 치료법이다. 기존에는 심한 디스크 파열이나 중증 이상의 척추관협착증을 치료할 수 있는 방법이 많지 않았다. 또한 비수술 치료는 통증 완화 효과는 뛰어나지만 근본적인 원인을 치료하지 못한다는 아쉬움이 있었다. 특히 풍선확장술과 같은 비수술 치료로도 통증이 경감되지 않으면 불가피하게 수술을 선택하는 경우가 많았고, 그러한 경우 현미경 수술이 최선의 대안으로 꼽혔다. 하지만 최근에 개발된 내시경척추관감압술은 절개 없이 7mm 내시경으로 근본적인 치료가 가능해 수술적 치료의 여러 부작용을 감소시킬 수 있게 됐다. 절개를 하지 않아 피부조직 안의 근육이

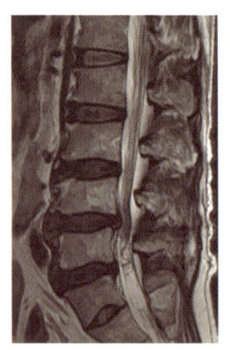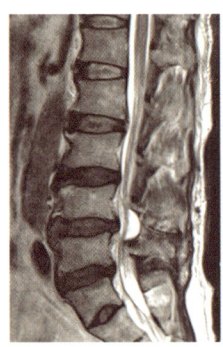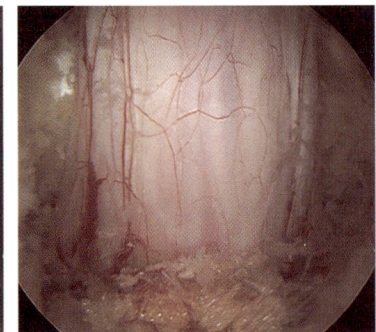

척추관 감압 후 내시경 사진 및 수술 전/후 MRI 사진

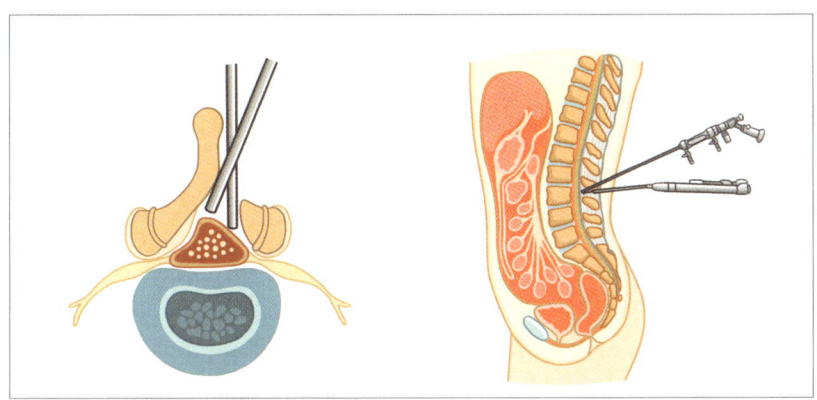

나 뼈 등 척추 지지 구조물의 손상을 거의 가져오지 않는다. 절개와 근육 손상을 수반하는 현미경 수술에 비해 합병증이 적고 회복이 빠른 것이 장점이다. 최근에는 두 개의 구멍을 통해 내시경으로 보면서 신경통로를 좁아지게 하는 두꺼워진 인대나 변형된 뼈, 탄력을 잃어 높이가 낮아진 디스크, 불안정한 척추 등 다양한 원인요소를 근본적으로 치료할 수 있는 방법도 소개되어 있고, 널리 이용되고 있다. 환자가 느끼는 치료 과정은 비수술 치료에 가깝지만 절개 수술법과 같이 근본적인 치료가 가능해졌다.

최근에 많이 시행되는 두 개의 구멍을 이용한 내시경감압술은 먼저 전신마취를 하고 환자를 엎드려 눕게 한 후 C-arm 장비를 통해 좁아진 신경통로의 위치를 확인한다. 등 쪽에 7mm 정도의 구멍을 두 개 뚫어 한쪽은 내시경 장비, 다른 한쪽은 수술도구를 위치시킨다. 내시경으로 직접 보면서 레이저나 미세드릴로 이상 부위만 선택적으로 제거해 신경압박을 풀어준다.

주요 적용 대상은 풍선확장술에도 호전이 없는 중증 이상의 척추관협착증 환자나 파열된 디스크를 가진 환자이며, 수술시간은 약 1시간 정도로 짧고, 입원 기간은 3~5일 안팎이다.

04
현미경후궁절제술 및 디스크제거술

현미경후궁절제술은 정상 조직을 보존하기 위해 후궁 뼈를 일부 잘라내고 병소에 접근해 파열된 디스크 등을 제거하거나 신경통로를 넓혀준다. 미세현미경을 보면서 질환의 원인을 직접 제거하면서도 정상 조직을 가능한 한 보존하기 때문에 환자의 예후가 좋고 재수술의 빈도가 낮다.

신경주사나 운동치료를 포함한 보존요법이나 내시경수술로 효과가 없는 디스크질환, 근력저하가 점차 악화되는 양상, 심한 다리 통증과 하지 마비 증상, 감각저하를 일으키는 척수병증, 경화성 디스크 환자, 최소 침습으로 접근이 어려운 병변이 있을 시에 시행한다. 후종인대골화증, 디스크탈출증, 황색인대골화증, 척추종양, 척수신경의 후방혈종, 경막외농양 등 다양한 환자

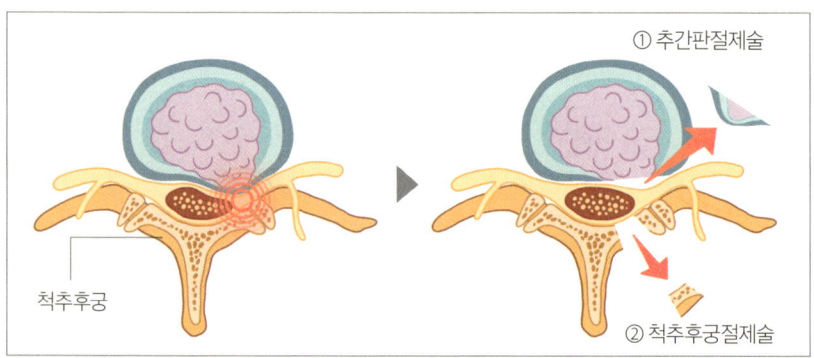

병변 부위(좌)와 현미경적 후궁절제술 및 추간판절제술 모식도(우)

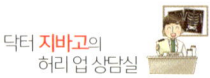

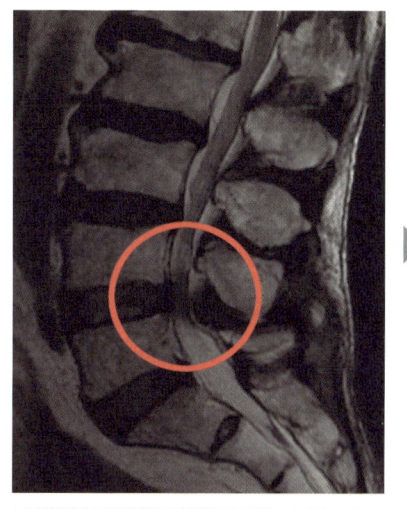 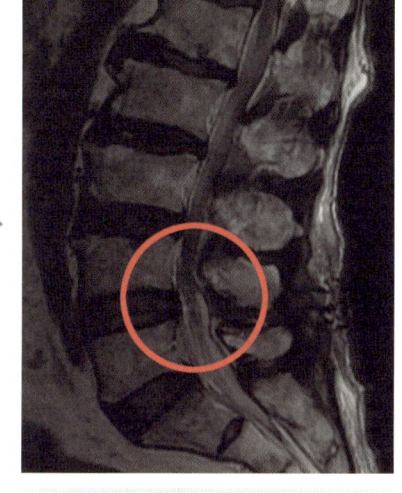

미세현미경감압수술 전 미세현미경감압수술 후

에게 적용 가능하다.

수술과정은 전신마취 후 엎드린 환자의 허리 중앙 피부를 2~3cm가량 절개하고, 척추 주위 연부조직을 뼈로부터 약간 박리한 후 고속 미세드릴로 척추뼈 일부를 절제한다. 미세현미경을 이용해 수술할 부위를 확인한 후 레이저나 수술용 집게 등으로 디스크 조각을 제거하거나 신경의 압박을 풀어준다.

수술시간은 약 1~2시간이며 입원기간은 5~7일 정도다. 수술 직후 하루는 절대안정이 필요하지만 수술 다음 날부터는 화장실, 병실을 왔다갔다 할 정도의 보행이 가능하다. 70% 정도는 수술 3~5일 후 퇴원이 가능하지만 안정을 위해 1주일 정도 치료가 필요할 수도 있다. 퇴원 후 1주차에는 50분 이상 앉아 있지 않도록 하고 허리를 구부리거나 비트는 자세, 운전을 삼가야 한다. 가벼운 스트레칭은 2주차부터 가능하며, 본격적인 재활운동은 4주차부터 가능하고 이후 보조기 착용 여부는 주치의와 상의해서 결정한다.

05
인공디스크치환술

목디스크 환자 중 80~90%는 신경성형술이나 고주파수핵감압제거술로 치료가 가능하다. 디스크가 갑자기 터져 나온 상태이고 변성이 많이 진행되지 않았다면 치료 성공률이 높아진다. 하지만 이러한 비수술적 치료로 목디스크가 해결되지 않는 이들이 있다. 약 10~20%의 환자들은 디스크의 변성이 심해 딱딱해져 있고 비수술적 치료로 통증의 호전을 기대하기 어렵다. 이들에게 제안할 수 있는 수술 중 하나가 인공디스크치환술이다.

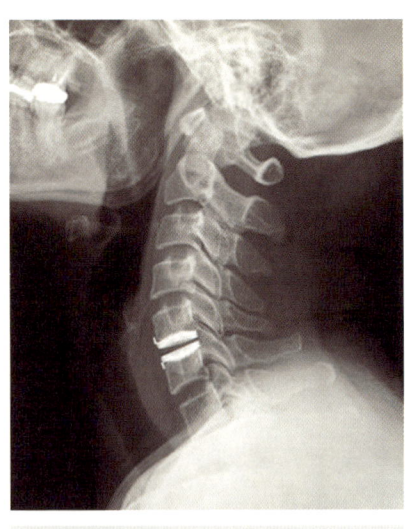
경추인공디스크치환술

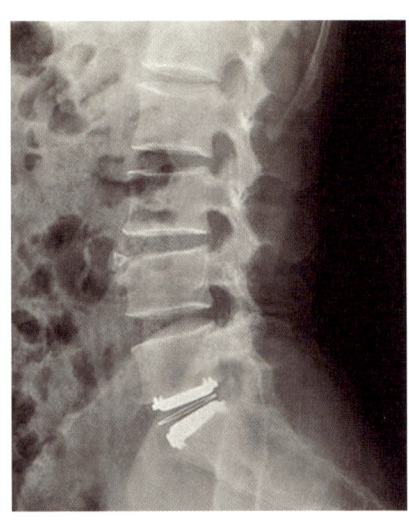
요추인공디스크치환술

인공디스크치환술은 퇴행성 질환에 의해 운동치료 등 보존적 치료에도 심각한 통증을 호소하거나 디스크 변성으로 악화된 환자에게 주로 시행한다. 병변이 있는 디스크를 제거하고 신경관을 감압한 후 인공디스크로 대체하는 치료로, 척추의 운동성을 그대로 유지시켜주는 것이 큰 장점이다.

경추인공디스크치환술은 목디스크나 경추협착증 환자에 적용된다. 물리치료, 약물치료 등 충분한 보존적인 치료에도 불구하고 경부통, 신경근 혹은 척수신경 압박으로 인한 증상이 지속되거나 악화되는 환자에게 시행한다. 변성이 일어나 정상적인 기능을 하지 못하고 통증만 유발하는 목디스크를 제거하고 그 자리에 운동성이 있는 인공디스크를 삽입하는 형태로, 척추마디를 고정해 운동성이 떨어지는 척추유합술의 단점을 보완했다. 인공디스크치환술을 받으면 정상적인 경추 디스크와 유사한 운동성을 유지하기 때문에 다른 척추 마디에 영향을 끼치지 않아 퇴행성 변화를 방지할 수 있다. 재활이 빠른 편이고 일주일 후면 일상생활도 가능하다. 그러나 척추뼈에 인공디스크를 고정해야 하기 때문에 골다공증이 있는 고령의 환자에게는 시행할 수 없다는 단점이 있다. 주로 활동성이 많은 젊은 환자들이 적용 대상이다.

수술 과정은 전신마취 상태에서 앞쪽 목주름을 3cm 내외로 절개한 후 기관지와 경동맥 사이로 척추뼈에 접근한다. 미세현미경을 통해 직접 육안으로 확인하면서 탈출된 디스크 혹은 골극을 제거하여 압박된 척추신경 및 신경근을 풀어준다. 디스크가 제거된 뼈마디에 경추인공디스크를 삽입하고 수술을 마무리한다. 수술시간은 약 1시간으로, 약 7일간 입원하고, 봉합사는 수술 후 7~9일 뒤 제거한다. 재내원은 수술 후 2~4주 뒤에 한다.

요추인공디스크치환술은 허리디스크, 디스크내장증 환자 등에 적용된다. 재활치료, 약물치료를 꾸준히 6개월 이상 시행해도 통증이 좋아지지 않는 경우, 변성이 발생해 디스크가 정상적인 기능을 하지 못하고 통증만 유발하는 경우, 앉거나 서 있는 자세를 유지하기 어렵고 통증으로 일상생활이 힘든 정도일 때 시행한다.

수술은 전신마취 하에 약 5cm 정도 복부를 절개하고 진행한다. 고배율 현미경을 보면서 복강 내 장기들을 손상시키지 않도록 우회하여 척추뼈에 접근한 다음 변성된 디스크를 제거하고 인공디스크를 뼈마디 사이에 삽입한다. 수술시간은 약 1시간 30분~2시간이며 입원기간은 약 7일 정도다.

인공디스크치환술의 가장 큰 장점은 수술 후에도 이전과 같은 자유로운 움직임이 가능하다는 것이다. 척추뼈를 고정시키지 않기 때문에 수술 부위 위와 아래의 척추뼈에 퇴행이 일어날 가능성도 적어진다. 2차 수술의 위험도 적다. 척추고정술이 3개월 정도의 긴 회복기를 필요로 하는 것에 비해 회복기간도 짧은 편이다.

공통적으로 인공디스크치환술은 디스크의 변성이 심각하고 사용이 어려운 경우, 신경 압박이 심한 경우, 디스크의 재발이 잦은 경우에 실시하게 된다. 비교적 안정적인 최소절개 방식으로 진행하면 출혈이나 부작용의 위험을 줄일 수 있다.

06
현미경종양제거술

현미경종양제거술은 미세현미경을 이용하여 최소 침습 접근으로 종양을 제거하는 수술이다. 원발성 척수종양은 수술로 제거하는 것을 우선 고려해야 한다. 특히 양성 종양인 경우 완전 적출을 시도해야 한다. 완전 적출이 이루어지면 신경학적 회복의 가능성이 높아지고 종양의 재발도 방지할 수 있다. 미세현미경을 통해 최소 침습 접근으로 종양제거술을 시행하면 양성 종양의 경우 수술적 치료로 95% 이상의 완치를 기대할 수 있다.

원발성 척추종양은 수술을 통해 최대한 종양을 제거해야 하지만 신경 손상에 의한 합병증이 발생할 수 있기 때문에 절제 범위를 잘 결정해야 한다. 즉 종양과 신경의 경계가 모호하거나 중요 혈관을 침범한 경우, 다발성 척수종양의 경우는 수술로 종양

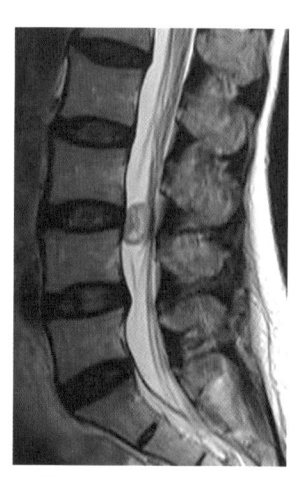 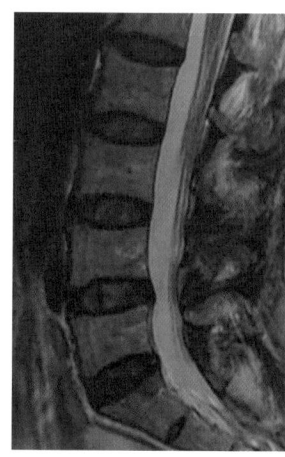

요추부에 발생한 척수종양과 수술 후 모습

을 모두 제거하기 어렵다. 이러한 경우 이차적으로 방사선이나 화학요법이 필요할 수 있으며 전이성 척추종양은 수술, 방사선, 화학요법 등의 복합적인 치료가 필요하다.

현미경종양제거술의 적용 대상은 경막외 척수(척추)종양 환자, 경막내 수외척수(척추)종양 환자, 수내척수(척추)종양 등이다.

수술은 전신마취 후 병변 정도에 따라 약 5~10cm 정도 피부 절개로 시작된다. 근육을 박리시키고 종양을 제거할 공간을 확보하기 위해 드릴로 후궁을 포함한 척추뼈 일부를 제거한다. 이후 경막외 종양의 경우 신경막과 신경근을 잘 박리하여 제거해야 하며, 경막내 종양의 경우 경막이라는 신경을 싸는 막을 절개하고, 신경을 압박하는 종양을 잘 박리하여 제거한다. 경막을 다시 봉합하고 지혈 후 상처를 봉합하여 수술을 마무리한다.

수술시간은 척추종양의 종류나 모양, 위치에 따라서 달라지는데, 약 2~5시간 정도 소요된다. 입원기간은 2주로 종양 제거 후 나사 고정(유합술)을 한 경우 3개월간 보조기를 착용해야 한다. 경막내 종양 제거를 한 경우, 수술 후 1주일 동안은 안정이 필요하다. 조직검사 결과를 반드시 확인해야 하며, 필요시 추가 항암치료나 방사선치료를 시행하게 된다.

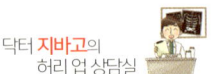

07
척추유합술 및 고정술

척추유합술은 여러 개로 이루어진 척추의 분절 중 몇 개를 하나의 분절로 만드는 수술이다. 여러 원인으로 인해 척추뼈 사이의 높이가 낮아지거나 밀려나가는 등 불안정해진 척추뼈 마디를 바로잡아주기 위해 척추유합술을 시행한다.

일반적으로 병변이 있는 디스크를 제거하고 자기 뼈나 인공뼈를 삽입하고 핀으로 고정해준다. 병변에 의한 신경 압박이 심하거나 불안정성이 심한 경우 고려하게 되는 치료법으로 환자의 질병 상태에 따라 전방(복부), 후방(등), 측방(옆구리)에서 접근해 시행한다. 유합술이 필요한 병변의 위치, 수술의 접근법 및 질환의 정도에 따라 수술법에는 약간의 차이가 있다.

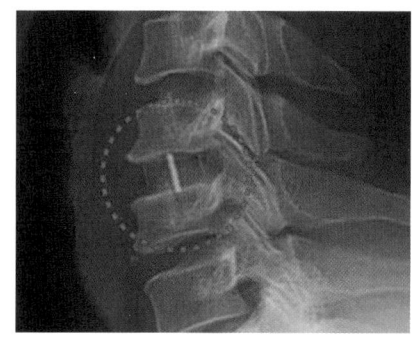

경추유합수술 후 상태

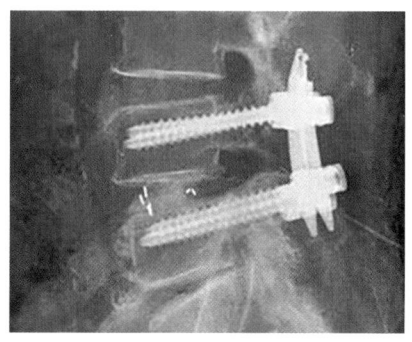

요추부유합고정술 후 상태

1. 경추유합술

경추유합술은 대부분 목 앞쪽에서 접근해 척추 주변부 정상조직을 보존하면서 실시된다. 목 앞쪽에서 시술이 이뤄지는 것이 특징이며, 근육 절개가 거의 없어 수술 후 회복이 빠른 것이 장점이다. 적용 대상은 목디스크를 동반한 다양한 목질환으로, 경추척추관협착증, 후종인대골화증, 경추척수병증 등이다. 이러한 질환은 신경을 누르는 병변을 제거하기 위해 일반적으로 척추뼈의 일부와 디스크를 제거해야 한다. 병변 제거 후 척추의 안정성을 유지할 수 있도록 골유합술 및 뼈이식이 반드시 필요하다.

수술은 전신마취를 한 후 목 앞쪽을 약 3cm 내외로 절개하는 것으로 시작된다. 기도, 식도 및 경동맥을 우회하여 앞쪽 척추체에 접근해 디스크 및 병변을 제거한 후 신경관을 넓히고 인공뼈나 자가뼈를 삽입하여 안정성을 유지한다.

전체 수술시간은 약 2시간으로 입원 기간은 3~5일 정도이다. 약 1~2주 정도면 일상생활이 가능하나, 뼈 유합은 2~3개월이 걸리므로 무리한 운동이나 스트레칭은 삼가야 한다. 특히 목관절을 많이 쓰는 자세는 뼈 유합이 된 후에 시행해야 하며, 2~3개월 후 뼈 유합이 되면 본격적인 운동이 필요하다.

유합술 이후에도 척추의 움직임은 정상적으로 가능하다. 다만 고정된 수술 부위의 위아래 뼈마디에 움직임이 가중되기 때문에 재발을 막기 위해서는 수술 후에도 반드시 체중조절 및 근력운동을 통해 척추에 가중되는 힘을 분산시켜주어야 한다.

간혹 경추 전방접근이 불가하거나 경추후만증이 심한 경우 후방감압 및 유합고정술을 시행하기도 한다.

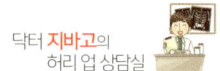

2. 요추유합술

요추유합술은 전방접근 척추유합술과 측방접근 척추유합술 그리고 후방접근 척추유합술로 나뉜다.

① 전방접근 척추유합술

복부에서 접근해 척추 주변부의 정상 조직을 그대로 보존할 수 있는 치료법이다. 퇴행성 디스크질환, 디스크 공간이 낮아진 경우, 척추관협착증, 추간공협착증, 척추전방전위증, 척추측만증, 퇴행성후만증, 디스크성 요통, 요추후방고정술이 실패한 경우, 척추체종양, 디스크 감염 등에 시행할 수 있다.

후방의 척추뼈와 근육, 관절, 인대 등 척추의 정상 조직을 그대로 보존한다는 면에서 매우 이상적인 치료방법 중의 하나다. 후방접근법에 비해 절개 범위가 작기 때문에 수혈도 필요하지 않으며, 수술 후 허리통증과 합병증이 적다는 장점이 있다. 다만 복부를 5~6cm 미만으로 절개한 후 중요 내장기관을 우회해 척추뼈에 접근하기 때문에 의사의 숙련도가 중요하다.

수술방법은 전신마취를 한 후 복부를 약 5cm 내외로 절개한다. 복부 장기 및 혈관을 우회하여 척추체 전방으로 접근한다. 디스크 및 병변을 제거한 후 인공뼈나 자가뼈를 삽입하여 신경관 및 추간공을 넓혀준다. 추가적인 고정이 필요할 경우 다시 후방으로 접근하여 나사가 들어갈 정도의 작은 구멍만 내는 최소침습적 척추체고정술을 시행한다. 수술시간은 약 2시간이다.

② 측방접근 척추유합술

재수술 또는 유착이 심해 복부 접근이 어려운 경우 시행하며 상대적으로 유합에 유리한 치료법이다. 척추관협착증, 신경공협착증, 척추측만증, 퇴행성후만증 및 대동맥이나 총장골동맥, 정맥에 석회화가 심해 전방접근이 어려운 경우에 적용된다. 혈관기형이나 과거 복강내 수술력으로 전방 접근이 어려울 때도 시행할 수 있다. 출혈이 거의 없고 전방접근법처럼 후방구조물을 그대로 살릴 수 있으며, 수술시간이 비교적 짧아 합병증이 상대적으로 적은 것이 특징이다. 그러나 하지신경총 등의 신경손상에 주의해야 하므로 의사의 경험이 중요하고, 수술 중 신경감시장치를 사용해야 한다. 전방접근법보다는 약간 더 큰 뼈를 삽입할 수 있기 때문에 유합에는 더 유리하다.

수술방법은 전신마취를 한 후 복부 측방(옆구리)을 약 5cm 미만으로 절개한다. 근육을 박리하여 척추체 옆으로 접근한다. 다음으로 신경총에 조심하며 디스크를 제거하고 인공뼈 또는 자가뼈를 삽입해 정상 척추의 높이와 위치를 확보해준다. 그리고 다시 후방(등)으로 접근하여 나사가 들어갈 정도의 작은 구멍을 내는 최소침습적 척추체고정술을 시행한다. 수술시간은 약 2시간이다.

③ 후방접근 척추유합술

척추 뒤쪽의 구조물이 일부 손상되지만 병변을 보다 직접적으로 제거할 수 있는 치료법이다. 척추관협착증, 신경공협착증, 척추전방전위증, 디스크 탈출증이 심하거나 재발의 빈도가 높은 경우, 척추측만증, 퇴행성후만증, 척추불안정성이 동반된 경우에 적용된다. 후방(등)에서 접근하여 후방 구조물인 근육과 인대, 후궁뼈, 후관절 등을 최소한으로 절제한 후 병변을 직접적으로 정확하게 제거할 수 있다. 최대한 정상 근육이나 뼈를 보존하는 방법으로 시행하며, 통증을 일으키는 원인만 선택적으로 치료하게 된다. 척추유합술에서 가장 보편적인 접근법이다.

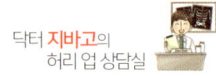

수술방법은 전신마취 후 후방(등)을 약 5cm 내외로 절개한다. 미세현미경을 보며 근육을 박리하여 후궁뼈, 관절 및 황색인대를 일부 제거해 접근 통로를 확보한다. 증상의 원인이 되는 병변을 직접 제거한 후 손상된 디스크를 제거하고 자가뼈나 인공뼈를 삽입한다. 척추경나사못고정술을 시행한다. 수술시간은 약 3시간이다.

세 가지 척추유합술은 모두 입원기간이 약 7~9일 정도다. 전방 및 측방 접근 척추유합술이 후방접근법보다 입원기간이 짧고 회복 속도가 빠르지만 병변을 직접 제거해야 하는 경우에는 후방접근법이 더 유리하다. 척추유합술 및 고정술은 약 1~2주 정도면 환자 혼자 거동을 하거나 일상생활이 가능하다. 그러나 뼈 유합은 2~3개월이 걸리므로 무리한 운동이나 스트레칭은 삼가야 한다. 특히 허리를 굽히는 자세는 뼈 유합이 된 후에 시행하여야 한다. 2~3개월 후 뼈 유합이 되면 본격적인 운동이 필요하다. 척추뼈 한두 마디 정도를 고정한다고 해도 척추의 움직임은 정상적으로 가능하다. 하지만 고정된 수술 부위의 위아래 뼈마디에 움직임이 가중되기 때문에 재발을 막기 위해서는 수술 후에도 반드시 체중조절 및 근력운동을 통해 척추에 가중되는 힘을 분산시켜주어야 한다. 후방접근법의 경우 후방근육 및 인대 등이 많이 약화돼 있으므로 허리 근력 및 인대 강화 운동을 반드시 동반해야 한다.

08
척추압박골절에 대한 척추유합술

척추압박골절에 대한 척추유합술은 압박 골절된 척추체에 의해 심한 신경압박이 발생되거나 후만변형이 심한 경우 시행되는 수술법이다. 일반적으로 등 쪽이나 측방에서 접근해 척추체를 복원 및 고정한다. 특히 흉추는 경추나 요추와 달리 가슴뼈의 보호를 받으면서 디스크의 높이가 낮고, 신경통

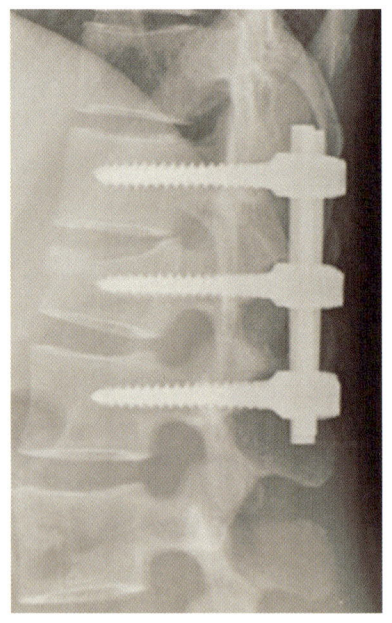

척추골절에 대한 후방나사못고정술

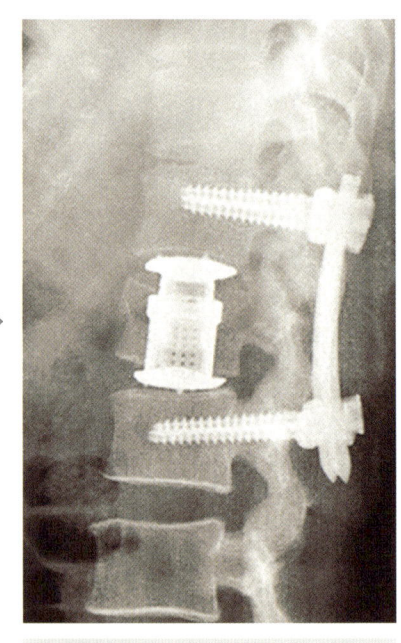

척추체제거술 후 고정술 수술 후 사진

로의 여유공간이 적다는 특징이 있어 쉽게 신경압박에 의한 척수병증이 발생되므로 이러한 수술법이 많이 이용된다.

일반적으로 후방에서 접근하여 후방구조물인 근육, 인대, 후궁뼈, 후관절 등을 최소한으로 절제한 후 병변에 직접 접근할 수 있다. 최대한 정상 근육이나 뼈를 보존하는 방법으로 시행하여 고정 및 척추체를 복원시킨다.

수술은 전신마취를 한 후 등을 약 5~10cm 내외로 절개해 시작한다. 미세현미경을 보며 근육을 박리한 다음 후궁뼈, 관절 및 황색인대를 일부 제거해 접근통로를 확보한다. 압박 골절된 척추체를 직접 확인하고 시멘트나 자가뼈, 인공뼈를 삽입하여 척추체를 유지 및 복원시킨다. 간혹 골절이 심하거나 골 파괴가 많이 된 경우 척추체를 제거한 후 인공뼈를 삽입하여 척추배열을 유지시켜야 하는 경우도 있다. 이후 척추경나사못고정술을 시행하여 안전하게 고정시킨 후 마무리한다.

수술시간은 약 3~4시간이며 입원기간은 약 7~9일이다. 척추유합술 및 고정술은 약 1~2주 정도면 환자 혼자 거동을 하거나 일상생활이 가능하다. 일반적으로 뼈 유합은 2~3개월 후 안정되지만, 무리한 운동이나 스트레칭은 삼가야 한다. 일반적으로 뼈 유합이 안정되지만 골절 환자는 위해성 질환을 가진 환자의 경우보다 척추의 안정성이 더 떨어지거나 골다공증을 동반한 경우가 많으므로 척추 유합 여부를 반드시 확인한 다음 본격적인 운동이 필요하다.

09
척추측만증 및 후만증 교정술

 척추측만증교정술은 환자의 성장상태, 측만증의 각도 등을 모두 고려해야 하는 고난도 수술이다. 아직 성장할 수 있는 기간이 남아있고 45도 이상의 만곡을 보이는 경우, 성장이 멈추었으나 50도 이상의 만곡을 보이는 경우, 보조기 치료에도 불구하고 측만증이 진행되는 경우 척추측만증교정술을 받게 된다.

 척추 변형은 흉추(등)에서 요추(허리)까지 좌우, 위아래, 회전 등 3차원적으

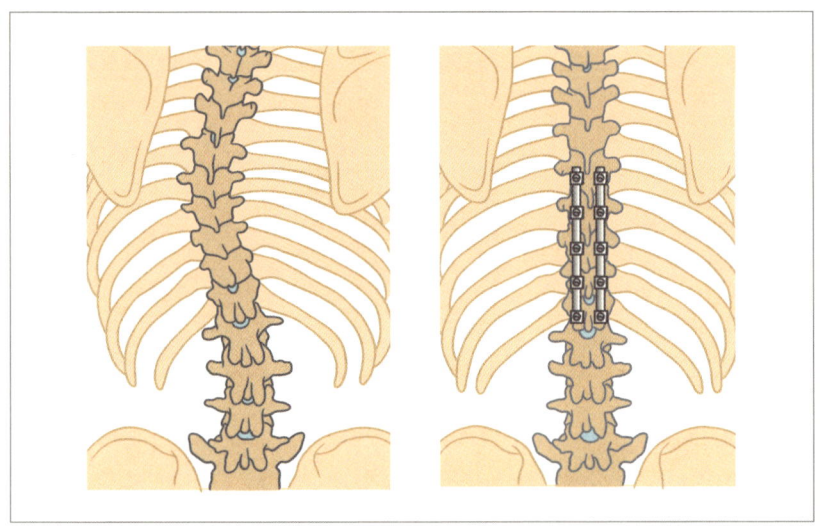

로 진행하는 특징이 있다. 이를 교정하기 위한 수술적 치료는 최소침습척추수술에 비해 상대적으로 고위험 및 고난도 수술이다. 수술 전 환자의 폐기능, 심장기능, 척추골의 상태 등 전신에 대한 평가가 필요하다. 또 복잡하고 역동적으로 진행하는 특성이 있기 때문에 수술방법을 결정할 때 환자의 성장 상태, 만곡의 진행 가능성, 주요 만곡 부위의 상태, 측만증의 각도 등을 모두 고려해야 한다.

수술은 전신마취 하에 한다. 접근방법으로는 전방(복부) 및 후방(등), 전후방 동시 접근 또는 흉강경(갈비뼈) 하에서 교정을 시행한다. 추경나사못을 척추체에 삽입해 휘어진 척추를 교정해준다. 간혹 흉강경 하에 측방으로 접근하여 척추체에 나사못고정술을 시행하기도 한다. 측만증이 심한 경우 1차, 2차로 나누어 수술을 할 수도 있다. 수술시간은 약 3~5시간이며 입원기간은 약 1주일이다.

척추측만증 수술의 가장 큰 목적은 측만증의 진행을 막는 것과 변형을 교정하는 것이다. 엑스레이 또는 외형상 변형을 교정하는 것도 중요한 요소지만 환자의 운동범위, 근력, 폐기능 검사 등의 회복 및 호전도 수술 성공 여부에 중요한 요소가 된다. 1~2개월은 보조기를 착용하며 걷는 운동 정도만 꾸준히 하고, 3개월 이후부터는 조금씩 움직이며 운동범위를 넓혀나가게 된다.

좌식생활을 많이 하거나 허리를 굽히는 일을 많이 하는 경우 혹은 잘못된 척추유합술의 결과로 허리가 앞으로 굽어지는 척추후만증이 발생할 수 있다. 척추후만증을 예방하기 위해서는 평소 허리를 펴고 걷는 운동을 꾸준히 하고, 나이가 들수록 좌식생활을 피하는 것이 중요하다. 허리가 앞으로 굽어지고 요통이 증가하는 경우, 병원에 내원하여 전신 척추사진을 찍어 요추부의 각도 등을 측정하고 요통에 대한 치료 및 운동요법을 먼저 시작할 수 있다. 만약 허리가 굽어지는 정도가 갈수록 심해지고 요통 또한 심해져 일상생활 유지가 어렵다면 수술적 교정도 고려해야 한다.

수술은 전신마취 하에 시행되며, 후만증의 각도 등을 고려하여 척추의 절골술과 나사못고정술을 시행하여 후만각을 교정하게 된다. 후만증의 정

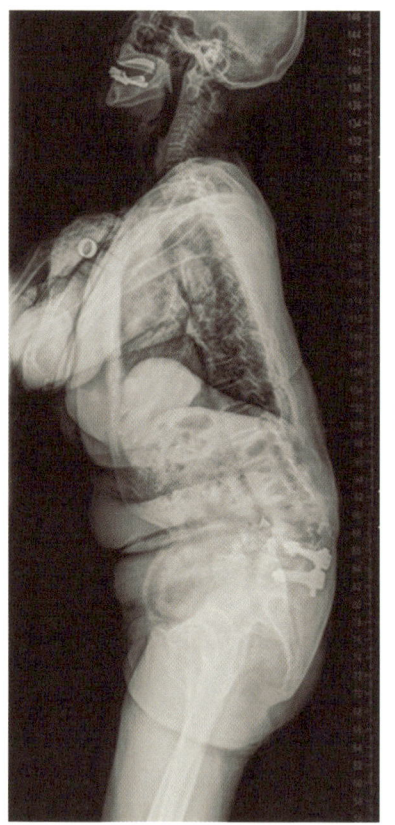 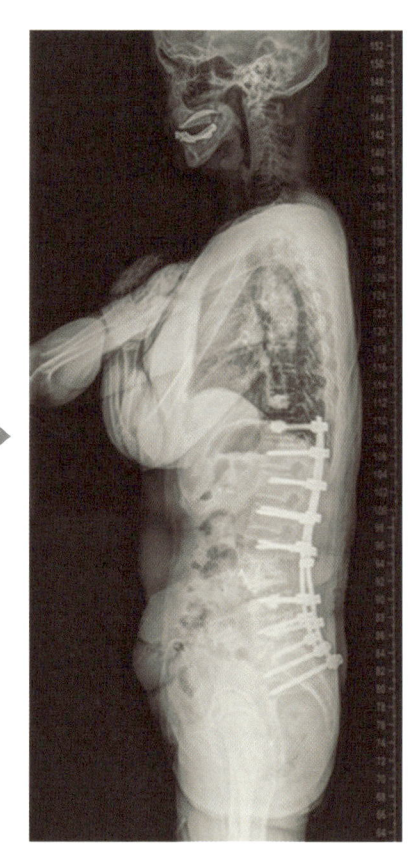

요추후만증 수술 전후 사진

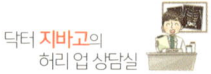

210

도 및 원인 등에 따라 후방 혹은 전후방 등으로 나누어 수술을 시행할 수 있다. 수술은 대개 4~6시간 정도이며, 입원기간은 약 1주일 정도다. 이후 보조기를 착용하며 걷는 운동을 꾸준히 시행하고 허리가 구부러지는 자세나 좌식생활은 피해야 한다.

10
척추체성형술

척추체성형술은 골다공증성 척추골절을 치료하는 대표적인 최소침습수술 혹은 시술적 치료법이다. 외부 충격에 의해 척추가 골절되거나 뼈가 약해져서 압박골절이 되는 골다공증 환자들에게 시행한다. 일반적인 절개수술과 달리 영상증폭장치(C-arm)의 모니터를 직접 확인하면서 압박골절이 발생한 척추 안에 바늘을 삽입하고, 인체에 무해한 골 시멘트를 주입해 약해진 척추체를 보강해주는 수술법이다. 환자의 통증을 줄여주면서 부러진 뼈의 안정성도 보강해주고, 더 이상의 골절이 진행되는 것을 방지하면서 척추의 배열을 유지할 수 있게 한다.

척추체성형술은 '경피적척추성형술'이라고도 하는데, '경피적'이란 '피부에 바늘을 찔러서 목표물에 접근한다'는 의미이다. 부러져서 주저앉은 척추뼈에 주삿바늘을 접근시켜 골 시멘트를 주입하기 때문에 치료 후에도 흉터가 남지 않는다. 외과적 절개수술과는 달리 큰 흉터가 남지 않고, 고혈압이나 당뇨와 같은 만성질환자도 시술이 가능하다. 척추체성형술을 받은 환자들 중 90% 이상은 즉각적인 통증 완화를 경험한다. 비교적 시술이 쉽고 심각한 합병증이 없으며, 극적인 통증 해소를 가져오기 때문에 치료 건수가 해마다 증가하고 있다.

척추체성형술은 환자가 엎드린 자세에서 엑스선 투시기를 이용해 부러

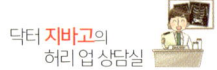

진 척추뼈를 확인하면서 진행한다. 해당 부위를 국소 마취하고 5mm 이하로 피부를 절개한 다음 주삿바늘을 부러진 척추뼈까지 진입시킨다. 주사기로 의료용 골 시멘트를 주입하면, 주입된 골 시멘트는 수분 내에 척추뼈 속에서 굳는다.

척추체성형술은 피부를 절개하지 않는 최소침습시술로, 시술 즉시 척추의 안정성이 회복된다. 시술 당일 조기 보행 및 퇴원이 가능하며 연령에 제한이 없다는 장점도 있다. 시술 시 뼈의 조직검사를 함께 시행할 수 있어 척추종양이 의심되는 환자는 진단과 치료를 함께 시행할 수 있다.

척추체성형술은 원래 척추 양성종양을 치료하기 위해 시도되었는데, 극적인 통증 감소 효과가 밝혀지면서 골다공증성 척추 골절 치료에도 적용되기 시작했다. 2~3주간 보존적 치료를 했음에도 통증이 줄어들지 않거나 합병증이 생길 가능성이 높은 80세 이상의 골다공증성 압박골절을 가진 노인 환자, 악성 종양 때문에 뼈가 파괴돼 심한 통증을 호소하는 환자들에게 적용된다.

건강보험심사평가원의 보고에 따르면 연간 시행되는 척추 관련 시술 중 두 번째로 많은 것이

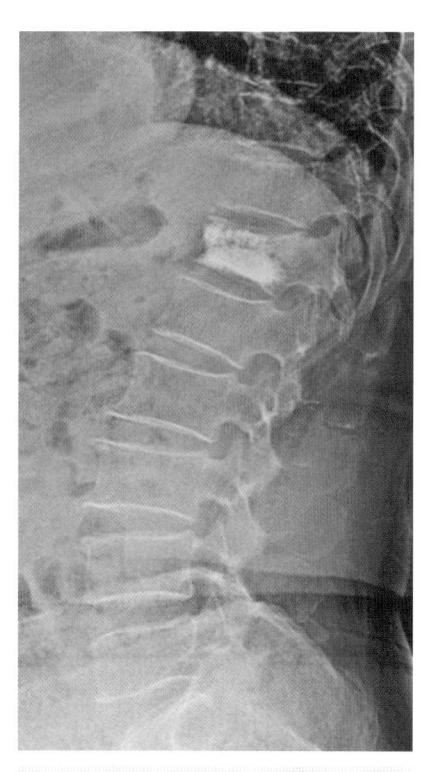

척추체 시멘트 성형술 사진

척추체성형술이라고 한다. 디스크 치료 다음으로 시행 건수가 많다. 매해 우리나라에서만 골다공증성 척추골절이 9만 여건이나 발생하기 때문에 척추체성형술 역시 많이 행해지는 것으로 보인다.

11
수근관신경감압술

수근관이란 손목 앞쪽의 피부조직 밑에 손목을 이루는 뼈와 인대들에 의해 형성된 통로다. 이 통로로 아홉 개의 힘줄과 하나의 신경이 손으로 들어간다. 손목터널증후군은 이 통로가 여러 원인으로 인해 좁아지거나 내부 압력이 증가해 정중신경이 손상되는 질환이다. 증상은 손바닥과 손가락에서 나타난다.

손목터널증후군의 경우 비수술 치료에도 통증이 계속되면 인대를 절개하여 눌려있는 신경을 감압하는 신경감압술을 진행하게 된다. 수근관신경감압술은 최소절개를 통해 손목 정중신경을 압박하는 두꺼운 인대를 제거하는 수술이다. 최근 내시경수술이 발달해 1~2cm의 최소절개로도 수술이 가능하여 환자의 회복도 빠르다.

수근관신경감압술의 주요 대상은 손저림이 3~4개월 이상 진행된 손목터널증후군 환자, 밤에도 통증 때문에 잘 수 없는 손저림 손목터널증후군 환자, 근전도 검사에서 중등도 이상의 마비 소견을 보이는 환자, 무지구의 근육이 위축을 보이기 시작한 환자 등이다.

수술과정은 손목에 1.5cm를 수직 절개하는 것으로 시작한다. 출혈량을 최소화하기 위해 손목의 가는 혈관을 지혈하고, 정중신경을 압박하는 횡수근인대를 수직으로 절개한 다음 정중신경이 다치지 않도록 보호하면서 횡

수근인대의 절개부위를 위아래로 확장한다. 정중신경이 완전히 감압되었음을 확인하고 피부를 봉합하면 수술은 마무리된다. 수술시간은 20분이며 1~2일간의 입원이 필요하다.

12
관절내시경

관절내시경은 출혈이 적고 퇴원과 재활이 빠른 수술로 잘 알려져 있다. 주로 상지와 무릎 관절 치료에 이용된다.

상지질환 환자의 경우, 팔꿈치 활액막염(류마토이드관절염, 화농성관절염) 제거가 필요한 환자, 팔꿈치 관절 내에 돌아다니는 유리체를 제거해야 할 경우, 팔꿈치 골성관절염에 발생하는 골극(뼈가시)의 제거가 필요한 경우, 팔꿈치 박리성 골연골염으로 연골재생술이 필요한 경우, 팔꿈치 요골두골절의 치료 시 절개 없이 핀 고정이 필요한 경우 관절내시경을 진행한다.

상지관절내시경은 2.4mm의 초소형 카메라를 팔꿈치 관절 안으로 집어넣고 병변 제거, 인대 봉합, 연골 재생, 골편 고정을 할 수 있는 최신 수술법이다. 무엇보다 출혈량이 별로 없고 회복이 빨라 퇴원을 앞당길 수 있다. 수술 후 감염이나 합병증이 많지 않으며 일상생활의 조기 복귀가 가능하다.

상지관절내시경의 시술방법은 먼저 병소가 있는 팔의 부위 마취를 실시한 후, 팔꿈치에 초소형카메라가 들어갈 수 있도록 미세한 절개를 시행한다. 관절내시경 카메라로 주요 병변을 관찰하여 고주파치료기로 활액막이 있는 부위의 병변을 제거한다. 주요 부유물을 제거하고 피부를 봉합하는 것으로 마무리된다. 수술시간은 약 30~40분이며 1~2일 입원이면 가능하다.

어깨질환 환자의 경우 회전근개 힘줄이 파열되어 봉합이 필요한 경우, 관절와순이 파열되어 어깨가 불안정한 경우, 석회성건염이 보존적인 치료로 해결되지 않아 석회 제거가 필요한 경우, 오십견의 운동장애가 심해서 관절낭 유리술이 필요한 경우 관절내시경을 진행한다.

어깨 주변에 3~4개의 작은 삽입구를 만들어 수술을 시행하는데, 수술시간은 약 30~40분이며 2~3일 입원이면 충분하다. 회전근개 힘줄이나 관절와순을 봉합한 경우 통상 4~6주간 보조기를 착용하게 된다.

무릎질환 환자의 경우, 관절의 변형이 없고 관절 운동범위가 유지되어 있는 관절염 환자, 반월상 연골의 봉합 또는 절제가 필요한 경우, 전후방 십자인대 재건이 필요한 경우, 깨진 관절연골을 다듬는 경우, 뼈나 연골의 깨진 유리체를 제거하는 경우, 염증이 생긴 활막염을 제거하는 경우 관절내시경을 진행한다.

무릎관절내시경은 직경 7mm 정도의 가느다란 관절경을 이용하여 관절 내부를 세척하면서 병변을 치료하는 수술로, 작은 절개를 통해 시행하며 이 삽입구를 통해 작은 카메라가 달린 관절내시경을 관절 안으로 삽입한다. 이 카메라에서 영상을 모니터로 전송하고, 모니터를 통해 병변을 자세히 관찰할 수 있다. 손상된 조직을 제거 및 봉합하기 위해 작은 삽입구로 수술도구를 삽입해서 사용한다.

수술과정은 먼저 무릎에 2~3개의 작은 삽입구를 만든다. 관절내시경 및 관절내시경용 수술기구를 관절 내에 삽입하고, 관절 속의 병변을 모니터로 보면서 각각의 질환에 맞게 문제를 해결한다. 수술시간은 약 30~40분이며 입원기간은 2~3일 정도다.

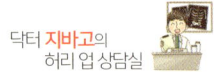

13
인공관절치환술

　인공관절치환술이란 손상된 관절연골을 제거한 뒤 신체에 해가 없는 인공재료로 만든 관절을 삽입하는 고난도 수술법이다. 심한 관절 변형이나 일상생활을 하는 데 무리가 있는 경우 이를 치료하는 가장 마지막 단계의 치료법이라 할 수 있다. 만60세 이상 환자의 경우 수술 후 반영구적으로 사용할 수 있어 치료 적응도가 높은 편이다.
　인공관절치환술은 크게 어깨와 무릎 두 곳에서 많이 이루어지고 있다. 어깨 인공관절치환술의 경우 회전근개 파열이 광범위하여 봉합이 불가능한 경우 또는 연골이 다 닳아 없어진 관절염에 효과적이다.
　어깨 인공관절치환술은 외상 또는 질병으로 심하게 손상된 어깨관절을 특수하게 제작된 인공관절로 바꿔준다. 보존적 치료로 호전이 어렵고 다른 수술방법으로도 개선이 어려울 때 인공관절치환술을 시행한다. 회전근개도 함께 손상된 경우는 역행성인공관절술을 시행한다.
　역행성인공관절치환술은 실제 인체 원형과는 반대로 인공관절 부품을 사용하는 수술이다. 따라서 어깨 인공관절과도 반대되는 형태로 납작한 관절와를 둥글게 하고 둥근 상완골두는 납작하게 구성된다. 이로써 상완골두와 견봉 사이에 공간이 생기고 팔의 운동범위가 넓어져 어깨를 들어올리기가 쉬워진다. 역행성인공관절은 본래 기능을 하지 못하는 어깨 회전근개 힘줄을 포기하고 삼각근이 어깨 힘줄 역할을 대신하게 하는 수술로 최후의 치료법으로 고려된다.

어깨 인공관절치환술의 적응 질환은 상완골의 심한 복잡골절, 류머티스관절염 및 퇴행성관절염, 무혈성괴사 등이며, 역행성인공관절치환술의 대상은 회전근개를 봉합해도 질환이 개선되지 않고 재파열되거나 재파열의 우려가 있는 환자, 회전근개 파열이 광범위하게 발생하여 상완골두가 관절와에 비해 위로 올라가고 이로 인해 어깨관절에 관절연골마모 및 관절염이 발생한 경우 등이다.

어깨 인공관절치환술의 수술과정은 어깨 피부를 절개하고 회전근개 힘줄을 보호하면서 관절막을 여는 것으로 시작한다. 이어서 상완골두의 표면을 다듬고 임플란트가 들어갈 각도와 깊이에 맞게 절삭한다. 날개뼈에 있는 관절와뼈의 연골도 제거하고 표면의 뼈를 절삭한 뒤 나사못으로 고정하고

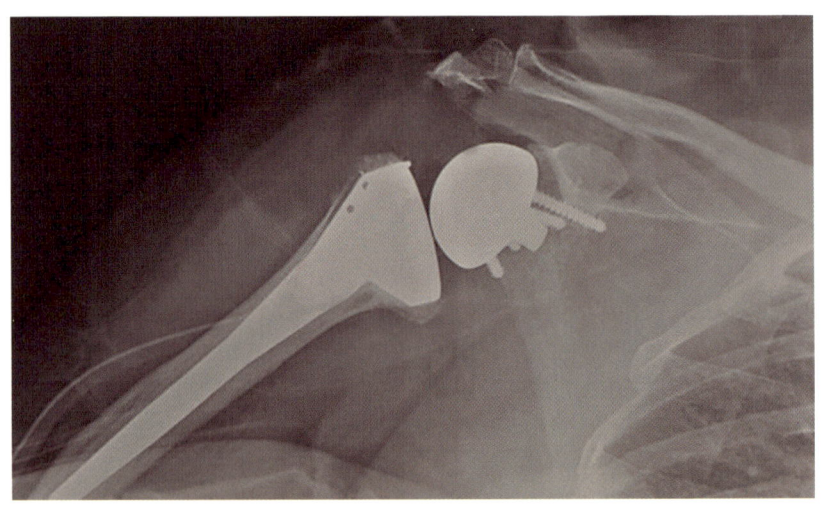

어깨 역행성인공관절치환술 후 모습

임플란트를 끼운다. 인공연골에 해당하는 폴리에틸렌 라이너를 끼우고 관절을 연결한 후 관절운동이 잘 되는지 확인하고 회전근개를 원래대로 봉합하면 마무리된다.

수술시간은 약 1시간에서 1시간 30분 사이이며 1~2주 입원해야 한다. 인공관절치환술 후에는 한 달간 보조기를 차고 생활한다.

어깨와 함께 인공관절치환술이 자주 진행되는 부위가 무릎이다. 무릎에서 진행하는 인공관절치환술은, 문제가 되는 관절을 인공관절로 대체하여 통증을 완화시키고 운동범위를 확보해주는 수술법이다.

무릎 인공관절치환술은 크게 전치환술과 반치환술로 나뉜다. 전치환술은 무릎의 내측, 외측, 앞쪽(슬개-대퇴 관절면)의 심한 퇴행성 변화가 있을 때 시행하고, 반치환술은 내측 또는 외측의 심한 관절염이 있는 경우에 시행한다.

한국인의 경우 좌식주거 환경 특성상 무릎 안쪽만 마모되는 환자가 많은데, 이런 환자에서 휜다리 변형이 없는 경우라면 부분적으로만 인공관절을 사용하는 반치환술이 효과적이다. 반치환술은 전치환술에 비해 정상조직을 남겨두고 골 절제부위도 적으며 인대조직도 그대로 유지가 가능한 장점이 있다.

전치환술의 적응대상은 심한 퇴행성관절염 환자이고, 반치환술의 적응대상은 일상적인 활동이 많지 않은 60세 전후, 내측 또는 외측의 심한 관절염이 있는 경우, 젊은 나이임에도 부분적인 관절 손상이 있는 경우 등이다.

한편 무릎 인공관절치환술에서는 고관절과 무릎, 발목의 중심축이 일직선상에 놓이도록 인공관절을 삽입하는 것이 매우 중요하다. 중심축이 일치해야 관절의 움직임에 따른 인공관절의 마모가 최소화되며 인공관절의 노화로 재치환술을 하는 번거로움을 피할 수 있기 때문이다. 최근에는 컴퓨터 내비게이션 시스템 등으로 환자의 관절 구조를 인식한 후 뼈를 절삭할 위치와 각도를 계산, 안내하여 정확한 절삭 및 인공관절 삽입이 가능해 무릎 인공관절의 수명을 증가시킬 수 있다.

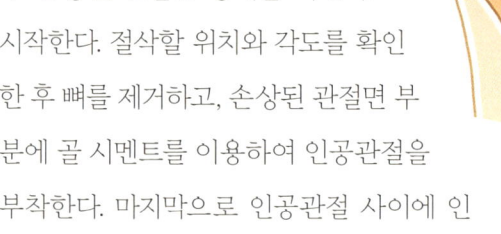

무릎관절수술은 먼저 최소절개 후 손상된 관절면 상태를 확인하고 시작한다. 절삭할 위치와 각도를 확인한 후 뼈를 제거하고, 손상된 관절면 부분에 골 시멘트를 이용하여 인공관절을 부착한다. 마지막으로 인공관절 사이에 인공연골을 삽입한 후 봉합하면 마무리된다. 수술시간은 약 1시간에서 1시간 30분으로 환자 상태에 따라 달라질 수 있다. 입원기간은 약 1~2주이다.

퇴원 후에는 다리 거상, 압박스타킹 착용, 20~30분 동안의 냉찜질 등으로 부종을 감소시킬 수 있다. 상처 부위는 청결하고 건조하게 유지하며 소독은 2~3일 간격으로 시행한다. 실을 제거하기 전에는 샤워를 하지 않는다. 수술 후 약 3~6개월 동안 부기가 지속되는 것은 정상적인 것이다.

다만 호흡곤란, 가슴 통증 및 종아리 통증 등의 혈전을 의심할 만한 증상이 나타나면 병원을 방문해서 증상을 확인해야 한다. 수술한 무릎에 부하가 걸릴 수 있는 테니스, 배드민턴, 축구, 야구, 점프, 스키, 역기 등은 피하도록 한다.

14

인대재건술

    십자인대파열이 50% 이상인 경우에는 수술이 불가피하다. 인대파열 치료는 관절내시경술을 많이 하는데, 무릎의 안정성을 유지하기 위해 손상된 인대를 제거하고 다른 인대를 이식하는 재건술을 진행한다. 관절내시경을 이용한 수술은 최소절개로 진행되기 때문에 출혈 및 조직손상이 거의 없어 회복이 빠르고 합병증이 없다.

    관절내시경에서는 삽입하는 인대의 수와 인대를 삽입하기 위해 뚫는 터널 개수에 따라 싱글(1개 삽입), 더블(2개 삽입)로 나뉜다. 자가 및 타가 인대를 혼합하여 사용할 수 있으며, 싱글, 더블의 선택은 환자의 연령이나 활동량에 따라 달라진다. 수술시간은 보통 1시간으로 1주일 정도의 입원이 필요하다. 수술 이후 목발은 2주, 보조기는 6주 동안 사용한다. 6주부터 3개월까지는 걷기, 자전거, 수영 등으로 재활운동을 시작하고, 3개월부터 6개월까지는 조깅이나 헬스로 운동량을 높여준다. 수술 후 12개월까지는 점프나 회전이 포함된 운동을 할 때 주의해야 한다.

15
유착박리술

　유착박리술은 관절경을 이용해 관절막을 절개해 들어가 관절막을 풀어주는 수술이다. 어깨관절 내부로 관절경을 집어넣어 전체적으로 회전근개, 관절와순, 이두장건, 관절연골, 관절낭 등을 관찰한 후 두꺼워진 관절낭과 유착된 인대를 관절수술기구와 고주파를 이용하여 자른다. 굳어진 어깨를 회전시켜 어깨의 회전반경을 넓히고, 약물을 관절 안에 뿌려준다.

　수술시간은 20~30분으로 2~3일간 입원한 후 재활운동을 시작한다. 관절경을 이용한 관절막절개유리술은 오십견(동결견)뿐만 아니라 외상이나 골절 후 생긴 유착과 당뇨병이 있는 환자에게도 안전하고 효과적이다.

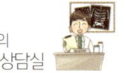

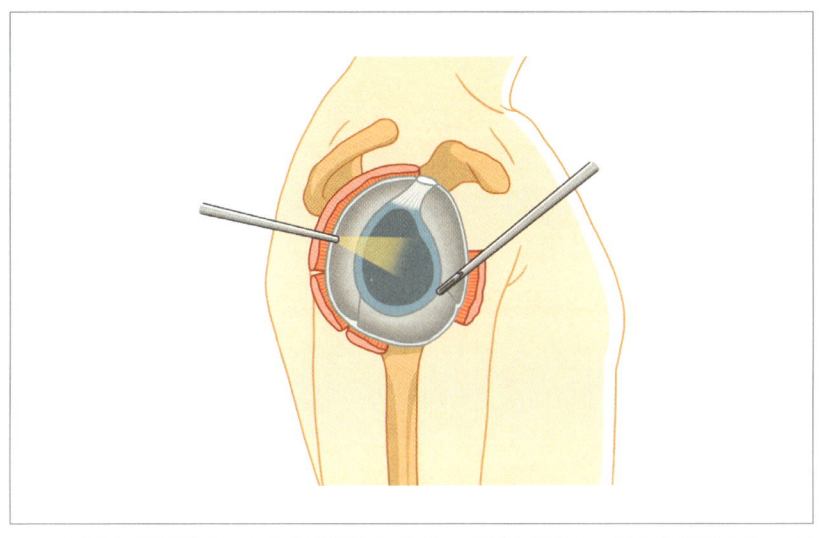

유착박리술

닥터 **지바고**의
허리 업(UP)
상담실

1. 운동법
2. 생활법
3. 척추 건강에 관한 궁금증 해결 Q&A

3부

허리 펴는 운동,
척추 살리는 생활법

1. 운동법

# 01
허리를 위한 운동, 독이 될 수 있다

디스크 진단을 받은 환자들은 수술이나 비수술 치료 후 대부분 운동을 시작한다. 운동을 통해 허리 근력이 좋아지면 척추뼈가 다소 부실해도 통증이 찾아오지 않기 때문에 운동은 허리에 약이 된다. 실제로 많은 환자들이 운동으로 몸이 좋아지면서 허리 통증도 줄었다고 이야기한다. 그런데 개중에는 '독이 되는 운동'으로 고생하는 경우도 없지 않다.

10년 전 디스크 진단을 받고 운동을 시작한 한 환자가 있었다. 수영과 자전거타기 등 갖가지 운동을 즐겨하던 환자는 시술을 통해 통증을 잡고 오랜 기간 동안 통증과 불편 없이 지냈다. 그러다 얼마 전 심한 허리통증을 호소하며 병원을 찾았다. MRI 검사를 통해 10년 전 허리와 지금의 허리를 비교해 보았다. 10년 전 통증과 다리 저림을 동반했던 디스크는 더 이상 진행되지 않았다. 당시의 통증과 다리 저림은 시술로 해결이 되었고, 환자도 이후 운동을 하면서 몸이 많이 좋아졌다고 했다. 허리통증이 어디서 시작된 것인가 의아했다.

그런데 환자가 "얼마 전부터 허리가 조금씩 아파왔는데, 운동으로 해결하겠다는 욕심에 더 무리를 해서 운동을 했다"고 이야기하는 것이 아닌가. 이야기를 듣고 척추 사진을 다시 보니 디스크탈출증이 있던 곳 외에, 뼈와 디스크가 맞닿는 연골판에 경미한 손상이 발견됐다. 통증이 계속되는데도 운동을 계속해 연골판 손상이 가속화되고 통증이 찾아온 것이었다.

　보통 통증이 심하지 않은 상태에서 허리근육을 강화하는 운동을 지속적으로 하면 통증이 줄어드는 효과를 볼 수 있다. 하지만 앞서 소개한 환자처럼 통증이 있는데도 강도 높은 운동을 계속하면 오히려 허리에 무리를 주게 된다. 어떤 동작을 하거나 운동을 했을 때 2시간 이상 통증이 계속된다면 운동을 멈추거나 운동량을 줄여야 한다. 이를 지키지 않고 운동을 계속하면 몸에 무리가 가고 통증은 질환으로 연결된다.

　기본적으로 통증의 원인과 정도에 따라 운동 처방도 제각각이다. 허리질환을 앓은 경험이 있다면 운동치료에도 전문가의 도움을 받는 것이 좋다. 통증을 느끼는 경우와 아직 통증이 없는 경우, 그리고 치료를 통해 통증을 잡았지만 운동치료가 필요한 경우에 따라 운동법은 조금씩 다르다. 자칫 잘못하면 운동이 허리에 치명적인 독이 될 수도 있다.

　'회전과 구부림이 많은 운동'은 척추에 좋지 않은 운동이다. 허리를 앞으로 숙이는 흔한 스트레칭 자세도 좋지 않다. 허리를 숙이면서 한쪽으로 몸을 기우는 자세를 반복하면 디스크의 앞부분에 심한 압력이 가해져 디스크가 뒤쪽에서 탈출할 수 있기 때문이다. 스트레칭 순간에는 시원한 느낌이 들지만 스트레칭을 하면 할수록 디스크 상태가 더 나빠지는 악순환이 계속된다.

　허리의 입장에서는 서 있을 때나 앉아 있을 때, 바로 있을 때 모두 C자 커브를 유지하는 요추전만 자세가 가장 좋다. 디스크가 손상된 사람, 허리가

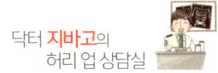

아팠던 사람, 지금도 아픈 사람 그리고 허리수술을 하고 근력강화를 해야 하는 사람은 노화가 진행되는 과정에서 이미 디스크 속 압력이 높아져 있다. 한번 손상된 디스크가 지속적으로 손상을 받을 수 있으므로 잘못된 자세로 과한 운동을 하는 것은 금물이다.

특히 야구, 골프, 탁구, 배드민턴, 테니스와 같은 회전성 운동과 라켓 종목은 피하는 것이 좋다. 공과 소도구를 이용해 혼자서 하는 운동도 권하지 않는다. 짐볼 운동은 심부 근육을 강화시키는 좋은 운동이지만 자칫하면 부상을 당할 수 있다. 공이나 소도구를 이용한 운동은 통증이 없는 정상 상태, 재활의 마지막 단계, 매우 낮은 수위의 통증에서만 권한다.

이 밖에 허리디스크에 독이 되는 운동은 다음과 같다.

허리디스크에 독이 되는 운동

- 허리를 앞으로 숙이는 스트레칭
- 복근 강화를 위한 윗몸일으키기
- 누워서 다리와 상체를 들어올리는 동작
- 짐볼이나 경사대에 엎드려 상체를 뒤로 젖히는 동작
- 구부리는 동작이 많은 윌리엄스 운동

해녀들은 허리병에 걸리지 않는다?

얼마 전 TV의 한 건강 프로그램에서 50년 동안 물질을 해온 제주 해녀들이 건강검진을 받는 모습을 보았다. 70~80대의 해녀들은 하나같이 꼿꼿하고 건강한 허리를 유지하고 있었다. 평균적으로 갱년기를 넘긴 70~80대 여성의 골다공증 유병률은 70%에 달한다. 하지만 해녀들 중 골다공증에 걸린 이는 하나도 없었다. 오히려 골밀도가 젊은이에 가깝게 높게 나왔다. 대부분 물질과 밭일을 하며 고된 일상을 보내고 있음에도 뼈만은 튼튼했다. 벌어진 어깨와 곧게 편 허리를 자랑하는 해녀들은 '척추 건강 100점'이라는 성적표를 받아들었다. 방청객은 물론 전문가들조차 해녀들의 튼튼한 허리가 어떻게 만들어졌는지 궁금해 했다. 물론 척추 전문가 입장에서는 단박에 그 답을 알 수 있었다. 해녀들도 그 답을 잘 알고 있는 듯했다.

"밭일이나 물질이나 힘이 들기는 마찬가지지만, 바다에 다녀오면 피로도 쉽게 풀리고 몸도 개운하다."

해녀들은 밭일보다 물질이 훨씬 좋다고 이야기했다. 비슷한 노동 강도라도 바다에 갔다 오면 기분도 좋고 잠도 잘 오고 아픈 것도 다 잊게 된다는 것을 해녀들은 경험으로 알고 있었다. 때문에 밭일은 안 해도 물질은 꼭 한다고 이야기했다.
지상에서는 구부정한 자세로 있던 이들도 물속에 들어가면 중력의 저항이 줄기 때문에 똑바로 서게 된다. 자연스럽게 척추에 좋은 자세가 만들어진다. 바다 속에서 수압과 부력을 이겨내며 하는 운동은 뼈에 큰 도움이 된다. 특별한 장비 없이 물속으로 들어가는 것 자체가 최고의 운동이다. 그런 면에서 해녀들의 물질은 상체, 등, 허리 쪽의 근육을 발달시키고 척추를 지지하는 힘을 만들어준다. 같은 이유로 골다공증과 각종 허리통증을 앓고 있는 환자들에게도 고강도 운동보다는 물속 운동을 추천한다. 허리가 안 좋은 사람일수록 물과 친해지는 길이 살 길이다.

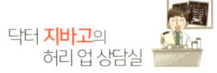

02
집에서도 할 수 있다! 허리 튼튼 간편 운동

흔히 '척추질환은 운동으로 고치는 병'이라고 한다. 틀린 말이 아니다. 사람의 몸은 650여 개의 근육으로 이루어져 있다. 근육은 뼈를 잡아주는 중요한 역할을 한다. 근육의 양이 부족하면 디스크에 가해지는 압력이 커져 디스크의 노화가 촉진된다. 즉, 디스크 주변 근육이 튼튼하지 못하면 디스크가 약해지고, 약해진 디스크는 과도한 스트레스를 견디지 못하고 탈출하거나 파열된다. 허리디스크가 약해지는 것을 예방하기 위해서는 허리디스크 주변의 근육을 강화시켜주는 운동이 최선이다.

한번 허리가 아프면 운동을 할 수 없게 되고, 운동을 할 수 없으면 근육이 줄어든다. 줄어든 근육 때문에 허리통증이 심해지는 악순환이 반복된다. 이때 운동과 적절한 치료를 통해 척추근육이 강화되면 디스크에 가해지는 압박이 감소하고 허리 통증도 줄어든다. 하지만 지금 디스크 진단을 받고 치료를 받는 중이라면 한두 달 안에 운동을 시작하는 것은 무리일 수 있다. 차라리 운동할 시간에 물리치료를 더 받고 디스크의 회복을 돕는 것이 낫다. 가벼운 산책으로 건강을 회복하고 통증이 잦아든 다음에 시작해도 늦지 않다. 평지를 30분 정도 걷는 워밍업을 하다가 전문가의 도움을 받으며 운동을 시작하는 것이 좋다.

허리질환을 앓지 않은 경우라면 근육 강화 운동은 아무 때나 수시로 해주는 것이 좋지만, 허리가 약해졌다고 느껴지는 시기에는 반드시 시작해야 한다. 예전에는 방바닥에 한 시간씩 앉아 있어도 무리가 없었는데 어느 순간부터 10분만 앉아 있어도 허리가 뻐근하게 아파온다거나, 세수하고 머리를 감는 것은 물론 잠시 허리를 숙이는 것도 힘이 든다면 허리디스크에 문제가 있다고 봐야 한다. 근육 강화를 위한 운동이 꼭 필요한 시기다.

전문가들이 척추 환자에게 운동치료 처방을 내릴 때 가장 먼저 하는 것은 환자의 질환을 확인하는 것이다. '독이 되는 운동'을 피하기 위해 일단 질환에 맞는 운동 형태를 점검한다. 일례로 디스크 환자는 허리를 앞으로 숙이는 자세는 피해야 하는데, 허리를 앞으로 숙이는 운동을 계속하면 디스크 질환이 악화될 수 있다. 반대로 척추분리증이나 전방전위증 환자는 허리를 젖히는 자세를 피해야 한다. 젖히는 자세를 계속하면 통증과 불편이 더 심해지기 때문이다. 병을 악화시킬 수 있는 자세는 피하고 근육은 강화할 수 있는 운동을 생활화해야 한다.

구체적으로, 집에서도 간단히 할 수 있는 허리 튼튼 간편 운동을 익혀보도록 하자. 근간은 허리운동치료의 양대 산맥이라 할 수 있는 맥켄지운동법과 윌리엄운동법을 익히는 것이다. 이 두 가지 운동법은 모두 누워서 하는 자세가 많다. 누워 있는 자세가 척추에 가장 부담을 적게 주고 안전하기 때문이다. 서서 허리를 비틀거나 몸을 움직이면 부상 위험이 높아진다. 척추에 질환이 있는 경우 맥켄지운동과 윌리엄운동 중 자신에게 맞는 운동을 선택해 적용하도록 한다. 통증이 없는 경우라면 두 운동 모두를 해도 무방하다.

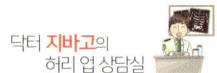

질환에 맞는 운동법 찾기

- 맥켄지운동법(가슴을 젖히는 신전운동): 디스크탈출증
- 윌리엄운동법(허리를 숙이는 굴곡운동): 협착증, 전방전위증

1) 맥켄지운동법

디스크를 앓는 경우 엎드려서 상체를 드는 맥켄지운동법을 권한다. 디스크가 앞쪽에서 힘을 받고 뒤로 밀리기 때문에 허리를 젖혀서 중심을 바로 잡도록 한다. 때문에 젖히는 동작들 위주의 신전운동이 대부분이다. 윗몸일으키기와 같은 복부강화운동은 피하는 것이 좋다.

① 엎드려 누운 자세 유지하기

급성 요통 시기에 우선적으로 하는 운동으로, 모든 운동 전에 해준다. 편

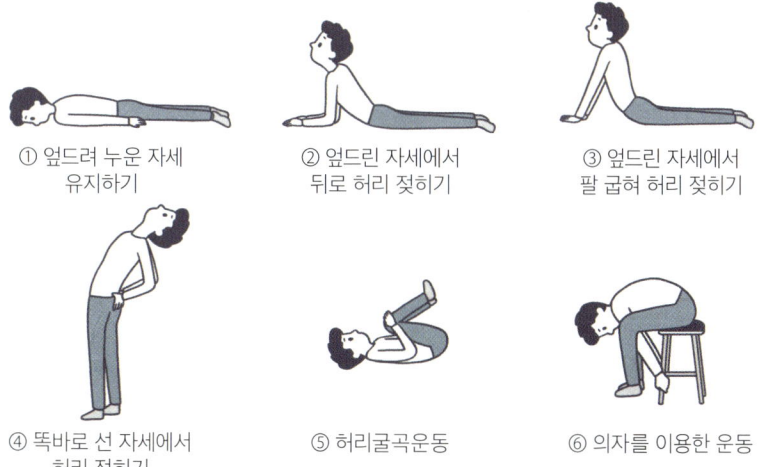

① 엎드려 누운 자세 유지하기
② 엎드린 자세에서 뒤로 허리 젖히기
③ 엎드린 자세에서 팔 굽혀 허리 젖히기
④ 똑바로 선 자세에서 허리 젖히기
⑤ 허리굴곡운동
⑥ 의자를 이용한 운동

안한 자세로 엎드린 채 팔을 옆으로 붙이고 바닥에 머리를 한쪽으로 돌려 댄다. 숨을 길게 들이쉰 후 4~5분 동안 완전히 몸에 힘을 뺀다. 허리에 있는 근육의 긴장도 풀도록 한다.

② 엎드린 자세에서 뒤로 허리 젖히기

엎드린 채 양팔을 어깨 위치에 놓고 팔꿈치로 지탱한 상태에서 머리를 들어올린다. 심호흡을 몇 번 하고 허리 아래쪽 근육의 긴장을 푼다. 이 상태로 5분간 유지한다.

③ 엎드린 자세에서 팔 굽혀 허리 젖히기

엎드린 자세에서 양 손바닥을 바닥에 댄다. 팔꿈치를 똑바로 펴면서 몸통의 윗부분을 최대한 위로 뻗어 2~3초간 유지한다. 다시 팔꿈치를 펴고 허리 윗부분이 펴질 수 있도록 유지한다. 하지와 골반은 바닥에 닿고 상체는 천천히 펴지도록 한다. 한 번에 10회, 하루에 6~8회 실시한다.

④ 똑바로 선 자세에서 허리 젖히기

다리를 약간 벌린 상태에서 바로 선다. 손가락을 아래로 향하여 양손을 허리 아래에 받치고 허리 부분의 몸통을 가능한 한 뒤로 젖힌다. 허리의 각도를 점차 늘리다 최대한 젖힌 상태로 2~3초간 유지한 뒤 원상태로 돌아온다.

⑤ 허리굴곡운동

누워서 발을 바닥이나 침대에 평평하게 두고 무릎을 구부린다. 양쪽 무릎을 가슴 쪽으로 올리고 양손으로 무릎을 감싼 다음 천천히 가슴 쪽으로

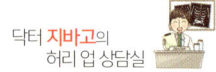

무릎을 당긴다. 머리를 올리지 않도록 주의한다. 다리를 내릴 때도 다리를 펴지 않도록 주의한다.

⑥ **의자를 이용한 운동**
허리를 굽혀 양손으로 발목을 잡거나 바닥에 닿도록 한다.

2) 윌리엄운동법

척추관협착증이나 전방전위증이 있을 때는 눕거나 서서 앞으로 몸을 굽히는 윌리엄운동법을 권한다. 척추관협착증이나 전방전위증 환자들은 엎드려서 상체를 드는 맥켄지운동법의 경우 앞으로 밀려 나가 있는 척추뼈가 더 앞으로 밀릴 수 있기 때문에 좋지 않다.

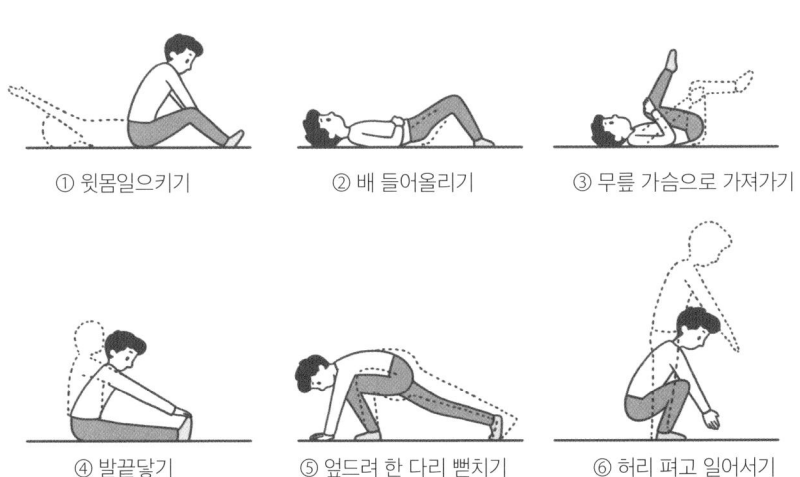

① 윗몸일으키기　　② 배 들어올리기　　③ 무릎 가슴으로 가져가기

④ 발끝닿기　　⑤ 엎드려 한 다리 뻗치기　　⑥ 허리 펴고 일어서기

① **윗몸일으키기**
윗몸일으키기는 복근 강화를 목적으로 한다. 무릎을 약간 굽히고 양팔

을 무릎 쪽으로 가져가며 천천히 윗몸을 일으킨다. 완전히 일어나지 않고 반복적으로 하는 것이 중요하다.

② 배 들어올리기

바로 누운 자세에서 무릎을 구부려 세운 다음 복부에 힘을 주고 허리가 바닥에 밀착되게 한다. 배가 볼록하게 나오도록 힘을 주는 것이 아니라 복부근을 수축시켜야 한다. 다음으로 골반을 위로 들어올린다. 양손을 배 위에 올려놓고 배 아래쪽으로 밀듯이 내린다. 어깨는 바닥에 붙인 채 이 동작을 1~2분간 반복한다.

③ 무릎 가슴으로 가져가기

똑바로 누운 상태에서 양팔로 발목을 잡고 무릎을 가슴 쪽으로 끌어당긴다. 무릎이 압박되지 않게 조심하는 것이 중요하다.

④ 발끝닿기

넓적다리 뒤 근육과 등 근육의 스트레칭을 위한 운동법이다. 무릎을 펴고 앉은 후 양손이 발끝에 닿도록 허리를 앞으로 구부린다. 방사통이 발생하거나 허리가 아프면 즉시 중단한다.

⑤ 엎드려 한 다리 뻗치기

달리기의 출발 자세처럼 하고 한쪽 다리를 뒤로 쭉 뻗는다. 구부린 다리를 위아래로 올리고 내린다. 이때 뻗친 다리의 대퇴부 전면과 외측 면이 늘어나는 듯한 느낌이 들어야 한다.

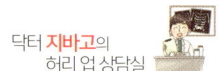

⑥ 허리 펴고 일어서기

쪼그려 앉아서 팔을 앞으로 쭉 편다. 그 자세로 다리와 허벅지, 아랫배에 힘을 주고 일어선다. 무게 중심을 잘 잡기 위해 앞으로 팔을 쭉 편다. 같은 자세를 수회 반복한다.

03
집에서도 할 수 있다!
관절 튼튼 간편 운동

　운동이 몸에 좋은 것은 다 안다. 대부분의 환자들은 병을 앓고 나면 단시간이나마 몸을 움직여 운동을 생활화해보려고 한다. 병의 약발 덕분이다. 그러나 관절질환 환자들만큼은 예외다. 급성 관절질환이 나은 후에도 '또 다시 통증이 찾아올까 봐' 겁이 나서 쉽사리 운동을 시작하지 못한다. 특히 '관절은 한번 나빠지면 다시 좋아지지 않는다'라는 풍문을 들은 환자들은 사지를 묶어놓고 조심 또 조심이다.

　결론부터 말하자면, 관절은 운동을 하지 않으면 점점 기능이 약화된다. 관절은 노화의 영향을 받는 주요 조직이다. 이를 늦추기 위해서라도 꾸준한 운동이 꼭 필요하다. 다만 등산이나 축구, 야구, 테니스, 클라이밍, 골프 등은 좋지 않다. 계단오르기와 앉았다 일어났다를 많이 하는 운동도 좋지 않다. 이처럼 관절에 무리가 가는 운동은 피하는 것이 좋다. 특히 몸의 한쪽만 집중해서 사용하는 야구나 골프는 관절에 무리를 가중시키기 때문에 좋지 않다. 관절에 무리를 주지 않는 스트레칭, 걷기 등 근력강화운동을 생활화해야 한다.

　관절 환자들 중에는 "근력을 키워야 한다"는 이야기를 하면 고개를 절레절레 흔드는 분들이 있는데, 근육의 중요성을 몰라서 그런 것이다. 근육은 관절을 보완해주는 필수 조직이다. 통증이 있으면 근육을 수축하고 이완시

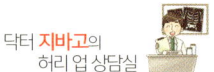

켜주는 단순한 운동부터 시작해서 근력을 키워나가는 것이 좋다. 평지 걷기, 수영, 실내자전거 타기는 지구력 운동으로 관절염 환자에게 도움이 된다. 탄력밴드나 짐볼은 실내운동으로 강도를 높이면서도 부상 위험은 낮출 수 있어 운동치료로 자주 실시된다.

구체적으로 무릎퇴행성관절에 좋은 운동은 첫째, 유연성 운동이다. 쉽게 이야기하면 스트레칭인데 무릎관절 위, 아래, 앞, 뒤 네 근육군을 반대방향으로 당겨 이완시킨다. 스트레칭과 실내운동이 익숙해지고 통증이 없다면 지구력을 높이기 위한 걷기, 자전거, 수영 등의 유산소운동을 하면서 관절염 예방 및 치료를 하는 것이 좋다. 걷기가 무릎에 좋지 않다고 오해하는 경우가 많은데 걷기는 달리기와 달리 저충격 운동으로 분류된다. 바닥이 불규칙하거나 심한 오르막 또는 내리막을 걷는 것은 관절에 무리가 갈 수 있지만 일반적인 산책로를 걷는 것은 무리가 되지 않는다.

충격흡수를 돕는 스포츠 양말이나 쿠션감이 좋은 운동화를 신고 걸으면 도움이 된다. 유산소운동은 근력뿐만 아니라 심폐기능의 강화와 체중조절 그리고 스트레스 해소 효과도 얻을 수 있어 장기적으로 관절 관리에 큰 도움이 된다.

그리고 관절운동에서 빼놓을 수 없는 것이 근력강화운동이다. 스트레칭 했던 무릎 주위 근육군들을 강화하여 무릎으로 가는 부하를 줄여주는 원리이다. 특히 허벅지 전방의 대퇴사두근의 역할이 중요하다. 생활 속에서 손쉽게 할 수 있는 운동으로는 의자에 앉은 자세에서 허벅지에 힘을 줘 다리를 들어올린 다음 일정 시간 유지하는 방법이 있다. 점차 자세가 익숙해지고 힘이 붙으면 천천히 기마자세로 앉았다 일어나기를 반복한다. 나이가 비교적 젊은 환자의 경우 스쿼드 운동도 매우 효과적이다.

다음은 관절 치료 기간 중의 운동법에 대한 안내다.

1. 스트레칭으로 시작하자!

관절 환자에게 부상은 치명적이다. 운동 전에는 충분히 스트레칭을 해주는 것이 좋다. 일각에서는 스트레칭을 한 쪽과 안 한 쪽의 차이가 크지 않다는 보고도 있지만, 스트레칭은 몸의 혈액순환을 좋게 해주고 인체의 온도를 올려 부상을 줄이는 효과가 있다. 기본 스트레칭만 잘 익혀도 관절 회복과 건강 유지라는 두 가지 목표를 이룰 수 있다.

보통 스트레칭은 어깨, 팔꿈치, 아킬레스건과 종아리, 발뒤꿈치, 고관절 등을 늘리는 형태로 진행한다. 그야말로 쭉 당겨주는 것이다. 근육이 늘어날 수 있는 최대치에서 10초 이상 유지한다. 어떤 운동을 하든 근육이 이완된 상태에서 진행되기 때문에 통증과 부상의 위험이 줄어든다.

2. 치료 과정에 적합한 가벼운 운동을 한다

보통 관절치료의 시작은 약물과 운동치료다. 통증이 악화되거나 기능 이상이 생기면 비수술 치료에서 수술 치료로 적극적인 치료법을 강구하게 된다. 일반적으로 어느 치료 단계에서든 운동치료가 병행된다.

대표적인 비수술 치료에는 체외충격파와 FIMS 등이 있다. 비수술 치료 후 관절 환자들은 탄력밴드나 짐볼 등의 기구를 활용해 안전하게 강도 높은 운동을 하게 된다. 이밖에도 의자 등받이를 집고 선 채 다리를 잡는다거나 벽에 등을 기댄 채 다리를 구부리는 등의 근력향상운동을 한다. 운동치료사의 도움을 받으면서 진행하되, 스스로의 몸을 잘 살펴야 한다. 치료 과정에 적합한 가벼운 운동으로 시작해 서서히 강도를 높여나간다.

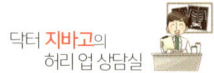

3. 재활운동은 빼먹지 않는다

어떤 수술이든 직후에는 운동범위가 대단히 제한적이다. 어깨나 무릎 역시 마찬가지다. 대부분의 환자들이 "수술만 하면 다 나을 거야!"라고 기대하지만 현실에서는 정상 생활로 돌아가기까지 상당한 시일이 걸린다. 이 시기 환자들에게는 "힘들더라도 꾸준히 운동을 하셔야 한다"라는 이야기를 많이 하는데, 실천하는 환자는 많지 않다. 무조건 몇 주씩 굳은 어깨와 무릎을 방치하는 것은 피해야 한다. 운동은 통증을 완화시켜주고 운동범위를 빠르게 회복시켜주는 역할을 한다. 처방에 따라 몸에 맞는 운동을 꾸준히 해야 회복도 빠르다.

재활운동은 주 2~3회 간격으로 6개월 이상 꾸준히 해야 한다. 이 시기를 잘 보내면 자연스럽게 건강한 운동습관도 갖게 된다. 다리나 팔을 들어올리는 동작, 관절을 이용해 물건을 들어올리는 동작들은 일상생활에서 꾸준히 할 수 있다. 통증이 생기면 운동을 중단하고 차가운 찜질 등을 해주는 것이 좋다. 천천히 반복하다 보면 관절 건강이 자연스럽게 좋아지는 것을 느낄 수 있다.

04
허리를 살리는 체조와 요가

규칙적인 운동은 참 부담스럽다. 게다가 허리에 통증이 있다면 가뜩이나 귀찮은 운동이 더 싫어진다. 바깥에서 땀을 빼는 운동이 어렵다면 간단한 체조와 요가를 권한다. 특히 퇴행성관절염과 각종 척추질환을 앓는 경우 간단한 체조와 요가로 통증은 줄고 생활에 활기가 돌아올 수 있다.

인체의 근육은 크게 움직임 근육과 안정화 근육으로 나뉜다. 축구를 할 때 움직임을 담당하는 근육은 공을 힘껏 찰 수 있도록 하고, 안정화 근육은 한쪽 다리가 앞으로 뻗어 나가는 중에도 몸이 균형을 잃지 않고 자세를 유지할 수 있도록 움직임을 조절한다. 세밀한 신경의 명령 하에 두 근육은 자연스럽게 균형을 유지한다. 체조와 요가는 정적인 자세에서 두 근육의 조화가 유지되도록 도와준다. 즉 근력을 키우면서 유연성과 균형감도 높이는 안전한 운동이다. 간단한 체조와 요가 자세를 익혀보도록 하자.

1. 허리에 도움이 되는 체조

무거운 물건을 들었거나 갑자기 무리한 운동을 했을 때 불편함이나 근육통이 생길 수 있다. 보통 복부근육들이 약해지고 허리 뒤쪽의 근육들이 굳어지는 형태로 나타난다. 척추에 구조적인 손상이 없는데도 일주일이 넘게 통증이 계속되는 경우는 허리 주변의 근육 불균형에 의한 것일 수 있다. 주

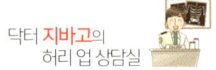

❶ 팔을 멀리 뻗고 어깨를 눌러준다. (5~10초 1회)

❷ 통증이 없는 범위에서 팔꿈치를 쭉 펴고 골반은 바닥에 붙인다. (5~10초 1회)

❸ 손등이 땅에 닿게 하고 허리를 편 다음 가슴을 들면서 시선은 정면을 본다. (반복 5~10회)

❹ 기어가는 자세에서 시선을 정면으로 하고 팔꿈치를 펴며 다리를 교대로 뒤로 천천히 올렸다가 내린다. (반복 5~10회)

❺ 고개를 숙이고 등을 활처럼 든 후, 숨을 내쉬면서 허리는 낮추고 엉덩이를 뒤로 빼면서 정면을 본다. (반복 5~10회)

❻ 옆으로 누워서 다리를 45도까지 올렸다가 내린다. (반복 5~10회)

❼ 누워서 한쪽 다리의 무릎을 잡고 가슴 쪽으로 당긴다. 반대편과 교대로 실시한다. (5~10초 1회)

❽ 누워서 무릎을 세우고 양팔을 벌린 다음, 양방향으로 허리를 비튼다. 얼굴은 다리의 반대방향으로 향한다. (5~10초 1회)

❾ 양손은 다리 쪽으로 내리고, 허리를 들었다가 내린다. (반복 5~10회)

❿ 머리 뒤에 깍지를 낀 다음, 양다리를 뻗은 상태에서 상체와 (한쪽) 다리를 동시에 위로 올렸다가 내린다. 교대로 한다. (반복 5~10회)

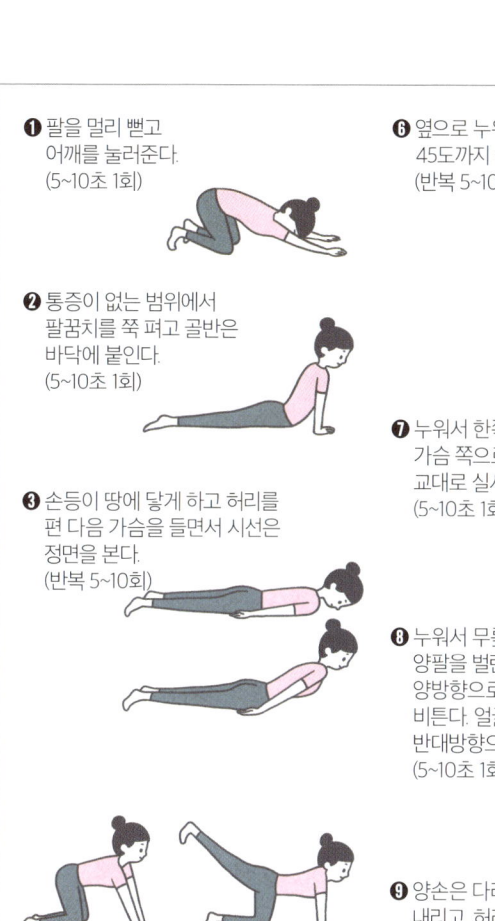

변의 근육들을 동원해 허리를 구부렸다 펼 때 더 뻣뻣해지고, 혈관 역시 압박을 받아 저린 증상이 나타날 수 있다.

허리근육의 불균형에 의한 통증이 나타날 때는 경직된 허리 주변 근육들을 풀어주는 체조가 큰 도움이 된다. 체조는 오래 앉아서 생활하는 현대인들의 허리 긴장을 풀어주고 척추질환 예방 역할도 해준다.

① 엎드려 허리 펴기

고관절과 허벅지 앞쪽을 이완하고 허리를 펴줌으로써 오랫동안 의자에 앉아서 업무를 보는 사람들에게 특히 좋은 스트레칭 운동이다. 엎드린 자세에서 다리를 어깨너비로 벌리고 팔꿈치로 상체를 지지하여 곧게 세운다. 한 번에 30초 정도 유지하고 3회 실시한다. 허리가 불편한 환자들은 상체를 너무 곧게 세우려 하지 말고 난이도를 조절한다.

② 벽에 기대 허리 밀기

발을 약간 앞으로 내밀고 벽에 기대어 선다. 허리를 곧게 펴고 팔은 양 어깨에 올리거나 허리에 올리고 정면을 바라본다. 호흡을 편안하게 유지하면서 골반을 살짝 말아 허리 뒤에 공간이 남아있지 않도록 벽을 강하게 누른다. 이때 상체가 앞으로 숙여지지 않게 조심하면서 다리도 곧게 펴준다. 허리 주변 근육을 이완시키면서 복압을 높여 허리 건강에 많은 도움이 된다. 한 번에 5~8회씩 총 3회 실시한다.

③ 엉덩이를 한쪽으로 밀어주기

허리에 손을 올리고 다리를 어깨너비로 벌리고 선다. 오른쪽 방향으로 골

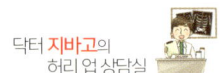

반을 보내면서 왼쪽 다리만 살짝 구부린다. 상체는 살짝 왼쪽으로 숙여 골반이 최대한 오른쪽으로 갈 수 있도록 한다. 양쪽을 번갈아 가면서 10~15회씩 총 2~3세트 정도 실시한다. 골반이 뒤가 아닌 옆으로 많이 갈 수 있게 하며 시선은 정면을 본다. 허리가 불편하거나 뻣뻣한 사람들에게 좋다. 한쪽으로 골반을 보내면서 골반에 붙은 여러 근육들을 이완하고 고관절을 유연하게 만들 수 있다.

④ 네발자세에서 한 다리 들기

골반과 고관절을 함께 움직여주는 운동이다. 고관절을 유연하게 만들어주면 허리에 전달되는 스트레스를 줄일 수 있다. 네발자세에서 허리의 중립 자세를 유지한 채 마치 강아지가 소화전에 대고 소변을 보는 것과 같은 자세로 무릎을 옆으로 최대한 올려준다. 무릎을 옆으로 올릴 때, 네발자세에서 무릎이 90도로 구부려져 있는 자세를 유지하는 것이 중요하다. 천천히 실시하고 한쪽 다리에 8~10회씩 2회 반복하도록 한다.

⑤ 의자에서 다리 올리기

오래 앉아 있으면 뻣뻣해지는 다리 뒷근육과 종아리근육들을 이완해주는 효과가 있다. 의자에 앉은 상태에서 양발을 붙이고 정면을 바라본다. 무릎은 편안한 자세로 구부러진 상태를 유지하고 허리는 곧추세운다. 양손은 의자 옆을 잡거나 편안하게 유지한다. 발목을 최대한 위쪽으로 든 상태에서 다리를 곧게 들어 펴준다. 이때 허리가 구부러지지 않게 주의한다. 한 다리씩 따로 실시해도 좋다. 총 15~20회 반복한다.

2. 허리에 도움이 되는 요가

요가는 정적인 가운데 움직이는 운동으로 허리질환 때문에 근육이 긴장된 사람들에게 좋다. 부상의 위험이 덜하고 편안한 가운데서 할 수 있는 것도 장점이다. 하지만 모든 요가 자세가 허리에 도움이 되지는 않는다. 허리질환을 앓는 경우 비틀거나 각도가 큰 움직임은 삼가는 것이 좋다. 다음은 생활 속에서 쉽게 따라할 수 있는 요가 동작이다.

① 고양이자세

고양이가 기지개를 켜는 듯한 모습을 본떠 만든 동작이다. 허리와 등 근육을 풀어주어 요추의 안정화에 효과적이다. 척추의 탄력과 유연성을 길러줘 척추의 S자 굴곡 유지에도 도움이 된다. 뿐만 아니라 장을 자극해 변비 예방과 소화를 돕는 효과도 있다고 한다.

기어가는 자세에서 두 손과 무릎을 각각 어깨너비만큼 벌린다. 숨을 들이마시면서 머리를 뒤로 젖히고 허리를 움푹하게 바닥 쪽으로 내린다. 시선은 천장을 향한다. 숨을 내쉬면서 머리를 숙여 복부를 등 쪽으로 당기고 허리를 천장 쪽으로 둥글게 끌어올린다. 시선은 복부 쪽을 향한다. 팔을 굽히지 않아야 한다. 같은 동작을 3~5회 반복한다.

② 낙타자세

낙타는 허리가 강한 동물이라고 한다. 낙타자세는 척추와 고관절, 목근육을 강화시켜준다. 또 굽은 등을 펴 처진 어깨를 되돌려주고 어깨결림 해소에 좋다. 이외에도 엉덩이를 탄력 있게 만들어준다고 한다.

무릎과 발등을 바닥에 붙이고 무릎은 골반 너비만큼 벌리고 선다. 두 손

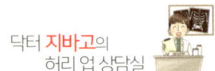

을 허리에 대고 호흡하면서 상체를 천천히 뒤로 젖히고 등을 구부린다. 이때 아랫배가 척추 뒤쪽으로 당겨져 있어야 척추 통증을 예방하는 효과를 볼 수 있다. 엄지손가락이 바깥쪽을 향하게 해서 발바닥을 잡고 몸을 완전히 젖힌다. 30초간 복식 호흡한다. 한 손씩 허리를 받치고 천천히 숨을 내쉬면서 상체를 일으켜 세운다.

낙타자세는 다른 동작보다 허리와 복부에 큰 힘이 필요하다. 손으로 발바닥을 잡기 힘들 경우 발꿈치를 잡는 것이 좋다. 또 뒷목이나 요추가 약할 경우 등을 구부리는 자세를 오래 유지하는 것이 좋다.

③ **코브라자세**

몸의 앞부분을 땅에서 꼿꼿하게 일으켜 세우고 서는 코브라의 모습을 본뜬 동작이다. 척추를 교정하며 특히 어깨, 목, 등 근육을 튼튼하게 해준다. 혈액순환을 원활하게 해주는 효과도 있다. 전신의 군살 제거에도 도움이 된다.

엎드려 누운 상태에서 발등을 곧게 펴고 두 다리를 가지런히 모은다. 팔꿈치를 몸통 쪽으로 구부려서 붙이고 손을 바닥에 댄다. 숨을 들이마시면서 팔꿈치를 펴고 상체를 세운다. 머리와 가슴을 뒤로 젖힌다. 이때 척추의 아랫부분에 집중한다. 자세를 유지하며 20~30초간 복식 호흡을 한다. 고개를 앞으로 하고 배-가슴-이마 순으로 바닥에 내려놓는다. 최소 5~10세트 반복한다.

크게 어려운 자세는 아니지만 정확한 자세 유지가 중요하다. 양발을 벌리거나 팔꿈치가 몸에서 떨어지지 않도록 유의한다. 또 처음 동작을 할 때 허리를 무리하게 들면 오히려 허리가 더 아플 수 있으므로 무리하지 말고 점차 허리 높이를 올리는 것이 좋다.

2. 생활법

01
목을 건강하게 하는 생활

가) 스마트폰을 멀리하라

스마트폰 없이는 한시도 살지 못하는 시대가 됐다. 어른 아이 할 것 없이, 학생 직장인 가릴 것 없이 모두 스마트폰과 한몸이 돼 살아간다. 하지만 의사 입장에서 보면 스마트폰은 득만큼 실도 많은 스마트하지 못한 물건이다.

최근 늘어난 젊은 환자들은 수시로 목과 어깨, 팔에서 통증을 느낀다고 이야기한다. 장기간 계속된 통증은 뒷머리부터 목으로 내려가서 어깨까지 파고든다. 가만히 있어도 시리고 저린 팔은 잠을 잘 때나 집안일을 할 때 더욱 심해진다. 팔이 너무 저려 설거지를 하다 그릇을 떨어뜨리기도 한다. 대표적인 목디스크 증상들이다.

스마트폰이 대량으로 보급된 2010년부터 목디스크 환자가 급증하고 있다. 이유는 간단하다. 장시간 고개를 숙인 채 스마트폰을 사용함으로써 목에 무리를 주기 때문이다. 그럼에도 많은 이들이 몸이 보내는 통증신호를 무시하고 스마트폰 사용을 멈추지 못한다. 해마다 평균 10% 가깝게 목디스크 환자가 증가하고 있다.

목디스크는 50대 이상에서 주로 발병하는 퇴행성 질환이었지만 이젠 옛말이 됐다. IT기기를 주로 사용하는 20대 젊은 층의 목디스크 증가가 유독 두드러진다. 목을 과도하게 앞으로 빼거나 장시간 숙이는 자세로 스마트폰

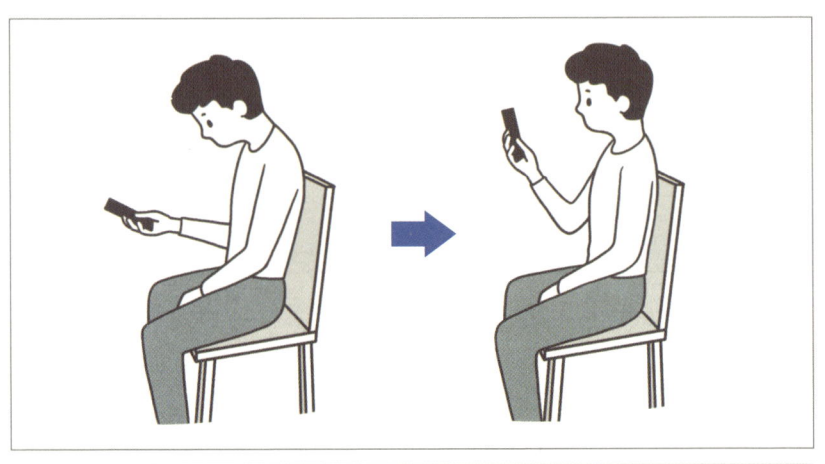

| 나쁜 스마트폰 자세 | 올바른 스마트폰 자세 |

이나 태블릿 PC, 컴퓨터를 사용하는 이들이 많아졌기 때문이다. 이러한 자세 때문에 목의 퇴행성 변화에도 가속도가 붙었다.

이런 시류를 걱정하듯 다양한 매체에서 목건강을 위한 스마트폰 사용법을 안내하고 있다. 다음은 매체에 공개된 목디스크 예방 스마트폰 사용법이다.

첫째, 스마트폰을 가볍게 쥐고 사용한다.

둘째, 아래로 내려다보지 말고 스마트폰을 시선에 맞게 들고 사용한다.

셋째, 장시간 사용을 피하고 한 시간을 사용했다면 10분은 휴식을 취하고, 스트레칭을 해준다.

그러나 이러한 사용법보다 더 중요한 것이 있다. 스마트폰 사용시간을 줄이는 것이다. 다양한 정보를 얻고 사람들과의 연락을 위해 필요하지만, 내려놓는다고 해서 큰일이 나지는 않는다. 당장 스마트폰을 끊기 어렵다면 시간을 정해놓고 스마트폰을 내려놓는 습관을 들이는 것도 방법이다. 세상에 장

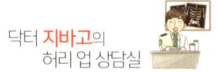

점만 있는 기기는 없다. 목건강을 지키며 스마트폰을 현명하게 쓰기 위해서는 사용시간을 조절하고, 올바른 사용법을 익히는 것이 필요하다.

나) 잠자는 자세가 목건강을 좌우한다

잠은 예나 지금이나 보약과 같다. 잠을 잘 자야 몸과 마음의 피로가 풀린다. 척추건강도 마찬가지다. 평균적으로 사람들은 약 7~8시간 정도 잠을 잔다. 눈동자가 움직이는 가수면 상태인 렘수면에서는 꿈을 꾸고, 정서를 회복한다. 눈동자의 움직임이 없는 비렘수면에서는 몸에 쌓인 피로가 풀린다. 보통 렘수면과 비렘수면을 7주기 정도 반복하면 안정적인 수면이 된다고 한다.

그런데 몸이 아픈 사람들은 잠을 잘 자지 못한다. 자세를 바꾸는 과정에서 통증이 생겨 잠에서 깨기 일쑤다. 특히 목이 아픈 경우 잠을 자는 것 자체가 괴로울 수 있다. 이렇게 통증 때문에 잠을 충분히 자지 못하면 피로가 회복되지 않고 척추질환도 악화된다.

우리 몸은 잠을 자는 동안 세균이나 독소, 유해물질과 싸우고, 몸속에서 벌어지는 일들을 정리한다. 몸을 회복시키기 위해 간도 활발하게 활동한다. 척추 입장에서 보면 잠자는 시간은 서거나 앉는 자세로 눌렸던 뼈와 디스크가 자연적으로 회복되는 시간이다. 서거나 앉는 자세 때문에 충분한 산소와 영양분을 공급받지 못했던 뼈와 디스크는 편안하게 누운 자세에서 부족한 산소와 영양분을 흡수한다. 피로가 풀리고 자연적으로 회복된 척추조직은 노화의 진행을 막기 때문에 어떤 이유로든 잠을 제대로 자지 못하면 몸 건강뿐만 아니라 척추 건강도 나빠진다. 이를 입증하듯 잠을 잘 때 기도가 심하게 좁아지는 수면무호흡증 환자들은 쉽게 피로해지고 척추질환도 잘 낫지 않는다는 보고가 있다. 수면무호흡증 환자들은 일시적으로 숨이 멎는 과정을 수십 번 반복하면서 숙면을 이루지 못하기 때문에 피곤이 가시지 않고 척추의 자연 회복도 더뎌지는 것이다.

목의 통증을 가라앉히고 척추의 자연 치유를 돕기 위해서는 잠을 잘 자야 한다. 우선 베개를 신중하게 선택해야 한다. 목뼈의 C자 커브가 잘 유지되면서 목과 어깨의 긴장을 유도하지 않는 것이 좋다. 일반적인 베개와 달리 목보다는 머리 부위가 더 낮은 것이 좋다. 옆으로 누웠을 때는 목에서 허리까지 척추뼈가 일자로 유지되도록 목이 더 들리는 것이 좋다.

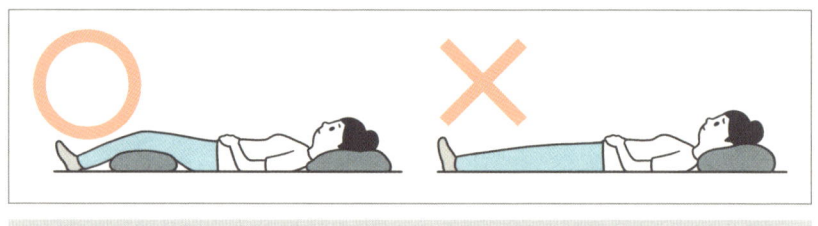

머리, 목, 몸이 일직선이다.　　　　　배개가 높아 목이 꺾여 있다.

"어떤 자세로 주무세요?"

질문을 하면 대다수 사람들은 똑바로 누워 바른 자세로 잠을 잔다고 한다. 하지만 통계를 보면 목질환 환자의 70%는 옆으로 누워서 잔다. 옆으로 누워 자는 자세가 목의 통증을 줄여주기 때문이다.

목디스크 환자의 경우 엎드려 자는 자세가 가장 좋지 않다. 옆으로 누워 고개를 한쪽으로 돌리면 목뼈가 비틀리며 무리가 간다. 목디스크 환자는 바로 눕는 것보다 옆으로 눕는 것이 좋다. 바로 누우면 허리가 뜨는데, 이런 자세는 척추뼈에 부담을 준다. 차라리 옆으로 누워 가랑이 사이에 쿠션을 끼

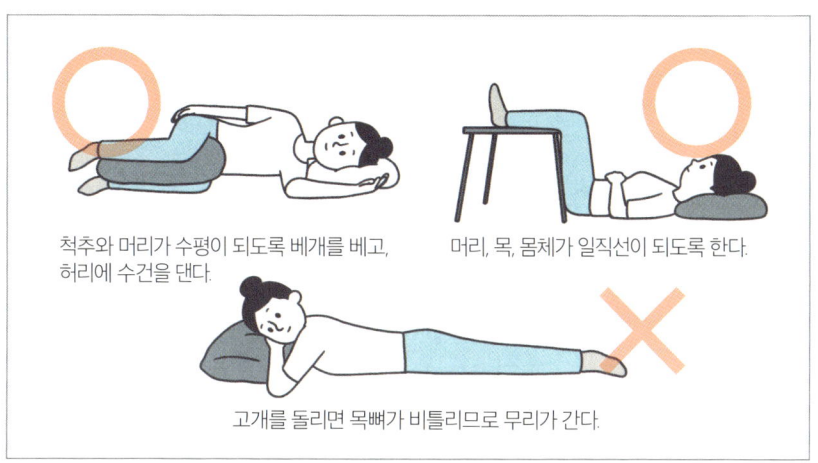

척추와 머리가 수평이 되도록 베개를 베고, 허리에 수건을 댄다.

머리, 목, 몸체가 일직선이 되도록 한다.

고개를 돌리면 목뼈가 비틀리므로 무리가 간다.

우거나, 소파에 다리를 올리는 것이 낫다. 다리를 올리면 자연스럽게 허리가 바닥에 붙어 척추의 부담을 줄여준다. 또 무릎 뒤 오금 부위에 기다란 쿠션을 넣으면 허리 부위의 긴장을 덜 수 있다.

알고 갑시다!

목디스크를 예방하는 베개 사용법

잠은 우리 일생의 3분의 1을 좌우하는 중요한 시간이다. 바르게 잠을 자는 자세를 유지하기 위해서는 적당한 베개를 고르는 것이 중요하다. 베개는 보통 생각하는 것보다 낮은, 팔뚝 높이 정도가 좋다. 베개가 낮아야 목과 허리에 부담이 적다. 똑바로 누워서 잘 때는 넓고 낮은 베개를 사용해 어깨 밑부터 충분히 받쳐준다. 머리와 목의 높이는 바닥에서 6~8㎝ 정도 떠 있어야 안정적이므로 베개 높이도 이 정도가 적당하다. 옆으로 누워서 잘 때는 머리와 목, 몸이 일직선이 되어야 한다. 베개의 높이는 목뼈와 허리뼈가 일직선이 되는 10~15㎝가 적당하다.

다) 하루 30분씩 걷기운동이 목을 살린다

척추는 서 있을 때보다 앉아 있을 때 더 큰 부담을 느낀다. 서 있을 때 척추에 가해지는 압력이 100이라면 의자에 바르게 앉았을 땐 140, 구부정하게 앉으면 185로 크게 증가한다. 구부정하게 앉는 것보다는 바르게 앉는 것이, 바르게 앉는 것보다는 서는 것이 척추의 부담을 줄여주는 방법이다.

2012년 미국 질병통제예방센터에서 발표한 '앉아 있는 시간 단축을 통한 근로자의 건강개선 연구: 일어서기 프로젝트' 자료를 보면, 앉아서 일하던 사람들이 매일 한 시간 이상 서서 일하자 목과 등의 통증이 절반 이상 줄어들어들었다고 한다. 서서 일하는 근로자와 앉아서 일하는 근로자의 통증 수위를 비교한 연구에서도 서서 일하는 쪽이 앉아서 일하는 쪽보다 통증이 덜하다는 결과가 나왔다. 일단 앉는 것보다는 서는 것이 목건강에 좋다는 것을 알 수 있다.

서서 하는 활동 중에 가장 좋은 것이 걷기이다. 특히 목건강을 위해서 걷기는 안성맞춤 운동이다. 걷는 운동은 자칫 하체운동으로 생각하기 쉽지만, 사실은 전신운동에 가깝다. 몸 전체를 무리없이 골고루 움직이게 해주며 혈액순환을 원활하게 하고 심폐기능과 장기능을 강화시켜준다. 그리고 무엇보다 척추의 균형을 잡아주고 지구력을 향상시키는 장점이 있다. 낮에 야외에서 걷기운동을 하면 뼈 건강에 필수적인 비타민 D 생성이 늘어나 골밀도가 증가한다. 덕분에 골다공증을 예방할 수 있고, 면역력 증강에도 도움을 준다.

하루 걷는 양은 30분 이상이 적당하다. 거리로는 약 3~4km 정도다. 근육이나 무릎, 허리 등에 통증이 생기지 않도록 바른 자세로 걷는 것도 중요하다. 목질환 때문에 통증이 있는 경우라도 바른 자세로 꾸준히 걷다 보면 목

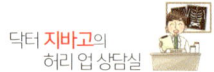

올바른 걷기운동 자세

1. 턱은 당기고 시선은 전방 15도 위에 둔다.
2. 어깨와 등은 곧게 펴고 손목의 힘은 뺀다.
3. 허리를 곧게 펴고 배에 힘을 주어 자세가 흐트러지지 않게 한다.
4. 걸을 때는 발뒤꿈치→발바닥→발가락 순으로 닿도록 하고, 11자를 유지한다.
5. 보폭은 어깨너비 이하로 해서 척추에 무리가 가지 않도록 한다.

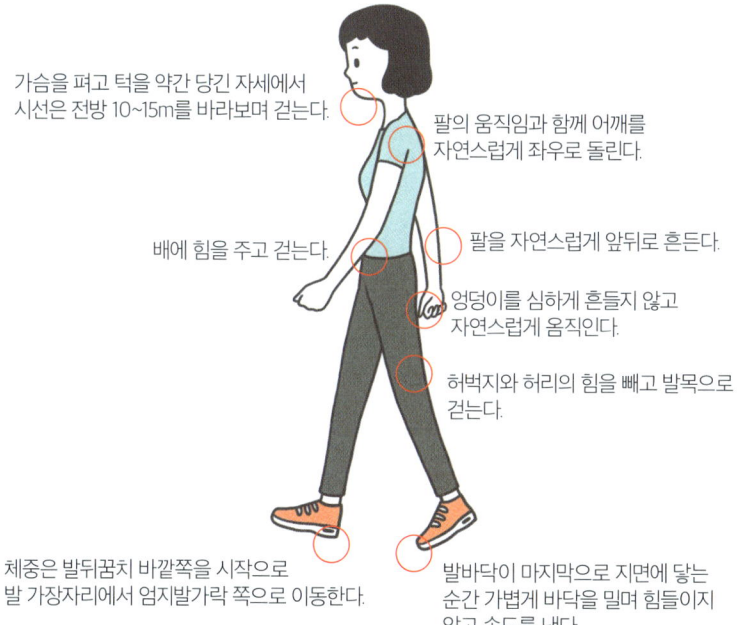

의 긴장이 줄면서 통증도 가라앉는 것을 경험하게 될 것이다.

라) 물건을 들 때 양손 번갈아 사용하기

　대부분의 동물들은 네 발로 활동한다. 하지만 인간은 두 개의 발로 움직이므로 균형이 무엇보다 중요하다. 앞과 뒤, 좌와 우가 맞지 않으면 몸은 이를 조절하기 위해 스스로 움직인다. 하지만 때로는 한쪽을 너무 많이 사용해 근육과 조직에 과부하가 생기면서 통증이 찾아오기도 한다. 대표적인 것이 오른손잡이의 오른쪽 어깨통증이다. 오른손잡이들은 오른손으로 물건을 들고 오른쪽에만 가방을 맨다. 이러한 습관은 몸의 균형을 깨뜨려서 목과 어깨에 부담을 준다. 때문에 오른손잡이는 왼손잡이에 비해 오른쪽 어깨 통증이 많다. 근육의 피로감은 솟은 어깨나 라운드 숄더처럼 체형 불균형으로 이어지기도 한다.

　오른쪽 어깨통증의 원인 중 하나는 목디스크다. 흔히 어깨가 아프면 오십견이나 회전근개파열과 같은 어깨질환을 의심하지만 목디스크로 인한 어깨 통증도 많은 환자에게서 나타나고 있다. 목 부분의 척추뼈가 변형되거나 어깨나 팔로 가는 신경을 눌러 어깨통증이 나타나기 일쑤다.

　목디스크를 예방하고, 진행되고 있는 질환을 치료하는 과정에서도 양손을 번갈아 사용하는 습관을 들여야 한다. 한쪽 손을 무리해서 사용하면 그 자체로 근육에 무리를 준다. 균형이 깨지면서 목디스크가 발병하고 진행에도 가속도가 붙는다. 이밖에도 어깨동무를 하거나 아이를 목말 태우는 행동도 척추에 무리를 주어 목디스크에 악영향을 줄 수 있다. 목과 척추 건강을 위해서는 양손을 고르게 사용하는 생활습관을 들이고, 척추에 무리를 줄 수 있는 행동을 삼가야 한다.

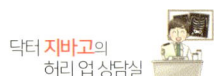

한편, 수술이나 시술을 마친 환자 중에 "운동을 계속해도 될까요?"라고 묻는 이들이 있다. 척추질환으로 치료를 받은 뒤에는 허리에 무리가 가지 않는 운동이 좋다고 말해줘도 굳이 야구나 테니스, 골프와 같은 구기종목을 좋아하는 환자들도 있다. 운동에 대해 잔소리를 할 때는 주로 사용하는 쪽의 반대쪽도 많이 사용하도록 연습해야 한다고 강조한다. 프로 선수들도 한쪽으로만 연습하지 않는다. 반대쪽도 연습을 해서 근육의 밸런스를 맞춰야 부상의 위험이 적어지는 것을 알기 때문이다. 척추 환자들 역시 통증과 불편을 줄이기 위해서는 양손을 번갈아 사용하는 훈련을 하길 권한다.

마) 똑바로 앉으면 목건강도 좋아진다

나이가 들면 자연스럽게 몸이 앞으로 쏠리는 구부정한 자세가 된다. 몸이 힘들어 기운이 빠져도 허리가 구부러지는 자세가 되기 쉽다. 근육이 힘을 잃기 때문이다. 허리를 꼿꼿이 세우고 어깨를 펴기 힘들다 보니 구부정한 자세가 되는 것이다. 근력이 떨어지면 몸은 점차 구부러지고 웅크릴 수밖에 없다.

노인이 돼서도 몸을 꼿꼿이 세우기 위해서는 평소 근육을 단련해두어야 한다. 특히 목과 허리 주변 근육을 키워놓으면 바른 자세를 쉽게 유지할 수 있다. 바른 자세를 잘 유지하면 그 자체로 근력이 생겨서 나이가 들어도 구부정한 자세가 되지 않는다. 바른 자세로 척추의 S라인을 잘 살려주면 근육의 피로도 덜하고 근육의 힘도 키울 수 있다.

현대인들은 하루 중 많은 시간을 의자에 앉아 생활한다. 학생이나 직장인들은 하루의 3분의 1을 책상에서 보낸다고 해도 과언이 아니다. 목건강을 위해서라도 바르게 앉는 자세를 익혀야 한다.

앉을 때는 엉덩이가 의자 끝에 닿도록 깊숙이 앉고, 허리는 등받이에 바짝 붙여 펴야 한다. 몸이 기울어지지 않게 가슴은 살짝 앞으로 내밀고, 턱은 가볍게 아래로 당겨준다. 무릎은 90도가 되도록 바르게 세워 발이 지면에 닿도록 한다. 발 받침대에 발을 올릴 경우 무릎의 각도는 60도 정도가 적당하다. 어깨는 긴장을 풀고 팔은 몸 양옆에 붙인다. 팔을 책상에 올려놓을 때는 팔꿈치를 구부렸을 때의 각도가 90도 정도가 될 수 있게 높이를 맞추는 것이 좋다.

건강 측면에서 보면, 오래 앉아 있는 것은 인슐린 관련 세포 활동을 둔하게 만들어 당뇨와 비만, 고지혈증 발생 확률을 높이며 팔, 다리, 목 등의 근육을 경직시키고 척추의 압력을 높여 디스크, 거북목증후군, 척추측만증 등의 척추질환도 쉽게 찾아온다. 혈액순환을 방해해 하지정맥류, 동맥경화 등

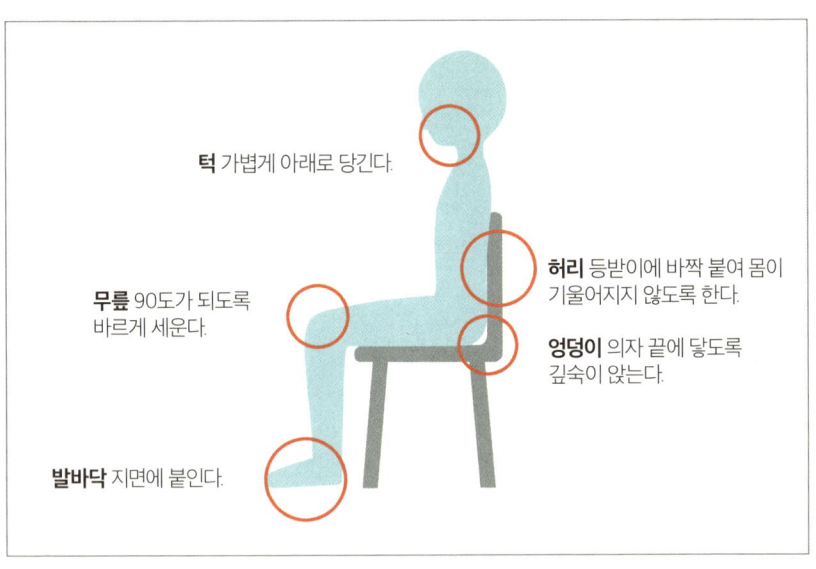

건강을 위한 올바른 앉기 자세

의 심혈관질환을 불러오기도 하며 유방암, 자궁암, 대장암 발병률도 높인다. 건강을 위해서는 앉아 있는 시간을 줄이는 것이 중요하다.

어쩔 수 없이 앉아서 생활해야 한다면 30분에 한 번씩 일어나 몸의 긴장을 풀어주고, 틈틈이 스트레칭을 하도록 하자. 그리고 무엇보다 바른 자세를 유지하기 위해 노력해야 한다.

02
허리를 건강하게 하는 생활

가) 바른 자세가 바른 허리를 만든다

　허리근육은 심근육과 겉근육으로 나뉜다. 흔히 말하는 '왕자 복근'을 만들어주는 것은 겉근육이다. 하지만 척추 입장에서는 겉근육보다 심근육이 더 중요하다. 바른 자세를 유지하는 효과는 운동치료의 효과와 비슷한데, 몸이 바른 자세를 기억하면 자연스럽게 자세가 교정되고 근육의 힘도 생긴다.

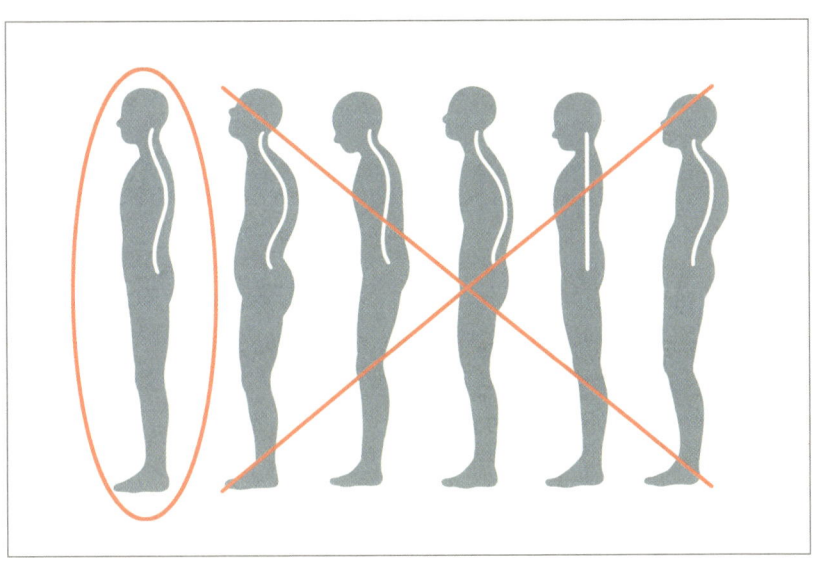

생활 속의 바른 자세

특히 심근육 강화에 큰 도움이 된다.

바른 자세란 척추의 S곡선을 자연스럽게 유지하는 자세다. 척추를 자세히 보면 경추는 앞으로, 흉추는 뒤로, 다시 요추는 앞으로 굽어 있다. 일상생활에서 이 척추 곡선을 유지하는 것이 바른 자세의 기본 틀이다.

① 서 있는 자세

서 있으면 몸과 머리가 자극을 받고 다리근육에 힘이 들어간다. 근육은 수축과 이완을 반복해 혈액순환 등 대사활동이 활발해진다. 대퇴부근육에 자극을 주어 골밀도나 근력 사용도도 높일 수 있다. 바르게 서 있는 것만으로 척추는 곧아지고 튼튼해진다.

바르게 서려면 턱을 당기고 허리를 세워야 한다. 이것이 힘들다면, 가슴을 살짝 위로 들어올리는 정도도 괜찮다. 가슴을 위로 들어올리면 자연스럽게 턱은 당겨지고 가슴은 펴지고 허리는 세워진다. 발의 힘은 뒤꿈치와 엄지발가락에 들어가는 것이 좋다. 오래 서 있는 것이 무리가 된다면 발판을 이용하는 것도 좋다. 양쪽 발을 번갈아 발판에 올려놓으면 허리나 무릎의 부담이 줄어든다.

② 물건 들기 자세

물건을 들 때 가장 안 좋은 자세가 허리만 굽히는 것이다. 허리 힘으로만 물건을 들면 허리디스크가 쉽게 망가진다. 물건을 들 때는 허리만 굽히지 말고 다리를 구부리는 습관을 들여야 한다. 가벼운 물건을 들 때도 되도록 다리를 구부려 앉는 것이 좋다. 자칫 엉덩이가 뒤로 빠져 우스워 보일 수는 있지만 허리 건강을 위해서는 가장 안정적인 자세다.

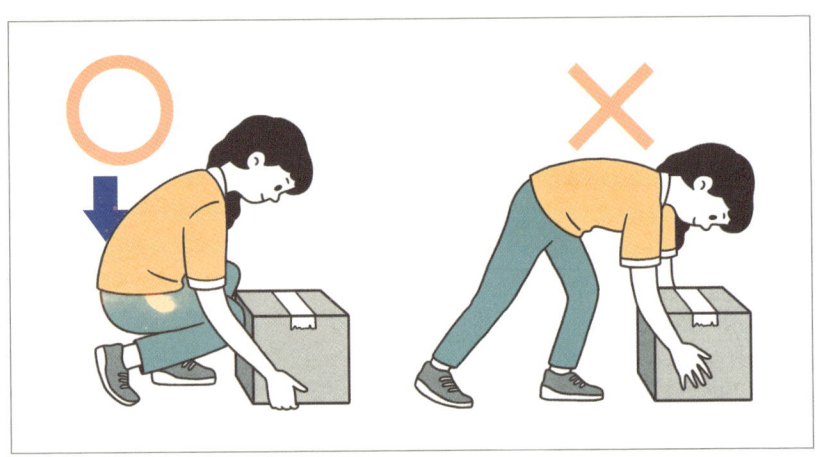

생활을 하다 보면 물건을 들 일이 수시로 생긴다. 바닥의 쓰레기도 주워야 하고 이것저것 손이 많이 간다. 그때마다 허리 힘만으로 물건을 들어올리다가는 척추 노화가 급속도로 진행된다. 다리를 구부리는 자세를 반복 연습해 바른 습관을 들여야 한다.

③ 운전 자세

요즘은 운전이 꼭 필요한 직장이 많아졌다. 진료실에서는 직업적으로 몇 시간씩 운전을 해야 하는 환자들을 자주 만난다. 개중에는 잘못된 운전습관 때문에 요통이 시작된 이들도 상당수 있다. 운전석에 한번 앉으면 몇십 분 혹은 몇 시간을 매여 있어야 하므로 잘못된 자세를 유지하면 허리가 받는 스트레스가 매우 커진다.

운전 시에는 등받이를 젖히거나 차창에 팔을 올려놓는 자세를 피해야 한다. 등받이를 15도 정도 각도로 세우고 엉덩이와 등을 등받이에 밀착시키는 것이 좋다. 무릎이 130도 정도 구부러진 상태에서 시트를 맞추고, 브레이

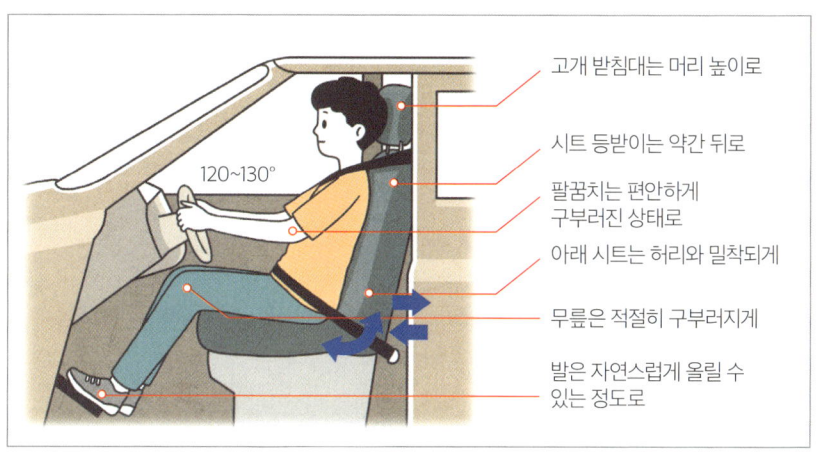

크나 가속 페달을 편안하게 밟을 수 있어야 척추에 무리가 가지 않는다. 팔꿈치는 120~130도의 굴곡 상태가 적당하다. 허리 아랫부분도 시트와 밀착돼야 한다. 중요한 것은 고개 받침대 위치다. 위치를 너무 낮게 하면 충돌 사고가 일어나 고개가 뒤로 젖혀질 때 지렛대 역할을 해 목뼈에 심각한 손상을 줄 수 있다. 시트를 뒤통수 높이까지 올려야 충돌로 인한 목의 손상을 막을 수 있다.

장거리 운전을 할 때는 되도록 한 시간마다 휴식을 갖고, 간단한 스트레칭으로 근육의 긴장을 풀어주는 것이 좋다. 바른 자세만큼 정해진 시간에 휴식을 취하는 것이 매우 중요하다.

나) 스트레스와 과로를 피하라

신체의 모든 조직은 혈관으로부터 영양분과 산소를 공급받는다. 뼈도 인체의 한 조직으로 영양소와 산소가 제대로 공급되지 않으면 약해지기 쉽다. 그런데 뼈와 뼈 사이의 완충 역할을 하는 디스크에는 혈관이 없다. 혈관이 없는 인체 조직 중 가장 큰 조직이 디스크다. 그럼 어떻게 영양소와 산소를 공급받을까?

    초등학교 때 과학실험을 떠올려보자. 비커에 잉크를 한 방울 떨어뜨리면 무슨 일이 일어나는가? 무색의 비커에 잉크가 서서히 퍼져나간다. 시간이 한참 지나면 비커의 물은 옅은 잉크색으로 물든다. 이것을 '확산'이라고 한다. 디스크가 영양소와 산소를 공급받는 방식이 바로 확산이다. 척추뼈의 위아래에 붙어있는 연골판은 디스크에 영양분과 산소를 공급하는 연결통로

알고 갑시다!

스트레스와 피로도 자가 테스트

1. 스트레스 상황을 자주 경험한다. (　　)
2. 특별한 이유 없이 피곤한 날이 늘어났다. (　　)
3. 쉽게 잠을 자지 못하고, 자더라도 자주 깨는 편이다. (　　)
4. 불안, 우울, 분노 등에 사로잡히는 날이 많다. (　　)
5. 최근 부부관계가 뜸해졌다. (　　)
6. 단것이 자주 먹고 싶고, 식탐이 많아졌다. (　　)
7. 사소한 것들을 자주 잊고 집중력도 떨어졌다. (　　)
8. 머리가 아프거나, 어깨와 목이 뭉친 느낌이 자주 든다. (　　)
9. 소화가 안 되고 화장실도 자주 가게 됐다. (　　)
10. 감기나 몸살에 자주 걸리는 편이다. (　　)

3개 이하: 스트레스와 피로 조절이 원만한 편이다.
4~6개: 스트레스를 느끼며 몸도 피곤하다.
7개 이상: 스트레스와 과로로 인해 몸이 망가지고 있다.

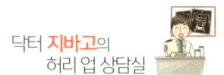

와 같은 일을 한다. 디스크는 바로 이 척추뼈의 연골판으로부터 잉크가 번져 가듯 영양분과 산소를 공급받는다. 하지만 혈관이 있는 조직에 비해 영양소와 산소의 공급이 원활하지 못한 편이다.

항상 배가 고픈 디스크에게 스트레스와 과로는 영양소와 산소 공급을 막는 대표적인 요인이다. 스트레스를 받으면 우리의 의지와 상관없이 움직이는 조직들이 영향을 받는다. 의지와 상관없는 자율신경은 심박과 혈류량, 호흡 등을 결정하며 건강에 악영향을 미친다. 과로는 면역력을 떨어뜨려 염증반응을 쉽게 일으키게 한다.

척추 입장에서 스트레스와 과로는 노화에 버금가는 최대의 적이다. 스트레스를 받은 근육은 긴장도가 높아져 통증을 잘 유발한다. 근육이 긴장하면 유연성이 떨어지면서 척추가 받는 압력이 커진다. 게다가 스트레스 상황에서는 통증에 대한 민감도가 높아져 가벼운 충격을 받아도 쉽게 아프게 된다. 그리고 스트레스와 과로가 몰고 온 혈류량 감소는 척추와 디스크의 영양소와 산소 공급을 막고 디스크 퇴행을 가속화시킨다. 과로로 인해 면역력이 떨어지면 쉽게 염증반응이 나타나게 되고, 신경에 염증이 생기면 붓고 통증이 찾아오는 질병 상태가 시작된다.

결론적으로 스트레스와 과로는 척추를 포함해 인체의 모든 곳에 질병을 쉽게 유발한다. 스트레스와 과로 관리는 척추 관리의 한 부분이기도 하다. 척추질환이 생기거나 악화되는 것을 막기 위해 스트레스와 과로를 관리해야 한다.

다) 똑같은 자세를 오랫동안 유지하지 마라

정상적인 디스크는 안에 팥이 들어있는 찹쌀떡과 비슷한 구조다. 일상생활에서 압박을 받으면 줄어들었다가 압력이 사라지면 다시 원상태로 돌아간다. 서거나 앉는 상태로 생활하면 척추에 압력이 가해져 수분이 빠져나간다. 그러다 쉬거나 잠을 자면 압력이 사라져 수분이 다시 들어온다. 그런데 오랜 기간 높은 압력을 받거나 정지된 자세가 지속되면 영양과 산소가 원활하게 출입하지 못하는 상태가 된다.

디스크는 앞서 설명한 대로 혈관이 분포되어 있지 않기 때문에 혈관이 아닌 척추뼈의 연골판에서 산소와 영양을 공급받는다. 그런데 정지된 자세에서는 영양공급이 원활치 않다. 몸을 자주 움직여야 척추뼈와 연골판, 디스크가 움직이면서 영양소와 산소의 움직임을 활발하게 할 수 있다. 정지된 비커에서는 물이 잘 섞이지 않지만, 비커를 흔들어주면 물이 잘 섞이는 것과 비슷한 원리다.

고정된 자세로 일을 하거나 공부를 하면 디스크에 영양과 산소가 제대로 공급되지 않아 디스크의 수분이 빠져나가는 탈수현상이 나타난다. 디스크가 빠른 시간 내에 수분을 회복하지 못하면 원래 상태로 돌아가지 못하고 변성이 일어난다. 디스크의 탄성이 떨어지고 건조해지면 수핵이 탈출하는 디스크 발병이 쉬워진다.

일상생활에서 디스크의 압력을 높이는 가장 일반적인 자세는 '앉는 것'이다. 서 있을 때의 압력을 100%로 산정했을 때, 앉은 자세는 150%의 하중이 가해진다. 앉은 자세가 잘못되면 하중은 더 높아진다. 등받이가 없는 의자에 앉으면 허리가 버텨야 하는 압력은 190%까지 높아진다. 그리고 같은 자세가 오랜 시간 유지되면 디스크의 퇴행은 가속도가 붙는다.

압력이 높아진 데다 자세까지 고정되면 디스크 입장에서는 영양소와 산소가 아예 단절된 상태에서 수분만 빠져나가는 꼴이 된다. 따라서 어떤 자

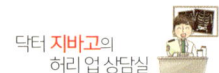

알고 갑시다!

척추 건강 바로 보기

1. 누웠을 때 양쪽 다리 길이가 같은가?
   : 한쪽 다리가 짧다면 골반이 비뚤어졌거나 척추가 불안정한 상태일 수 있다.
2. 바른 자세로 누워 양쪽 엄지발가락에 힘을 주고 잘 버틸 수 있는가?
   : 유독 한쪽 엄지발가락에만 힘이 잘 들어간다면 척추질환이 생겨 신경을 누르고 있는 것일 수 있다.
3. 바른 자세로 서서 발뒤꿈치나 발가락으로 잘 걸어지는가?
   : 걷기가 힘들고 허리에 통증이 있다면 디스크를 의심할 수 있다.
4. 허리와 다리가 묵직하고, 앉거나 일어설 때 통증이 오는가?
   : 디스크가 생기면 허리보다 다리 통증이 더 심하고 엉덩이 부위도 아프다.
5. 다리의 감각은 정상인가?
   : 디스크가 생기면 다리 감각이 무뎌지고 당기는 느낌이 든다.
6. 누워 있을 때는 괜찮다가 일어나면 허리가 아프다.
   : 디스크가 생기면 허리를 움직이거나 굽힐 때 통증이 심해진다.
7. 걸을 때만 다리와 허리가 너무 아프다.
   : 척추관협착증이 있으면 조금만 걸어도 피로하고 통증이 나타난다.

* 이상의 증상이 하나라도 나타나면 반드시 전문의를 찾아 진단을 받도록 한다.

세든 한 시간 이상 유지하는 것은 좋지 않다. 잠을 잘 때 몸을 뒤척이는 것 역시 몸의 압력을 분산시키고 척추가 자세의 변화를 꾀하는 자연스러운 과정이다.

라) 좋은 허리는 좋은 신발 선택부터

여성에게 하이힐, 남성에게 구두는 직장인으로서 자연스러운 차림이다. 그러나 척추건강을 생각하면 이 기본 차림에 대해 '꼭 그래야만 하는가?' 하는 의문을 품게 된다. 척추에 신발이 미치는 영향은 지대하다. 보기 좋은 차림도 좋지만 건강에 좋은 차림이 우선돼야 하지 않을까 싶다.

하이힐의 시초는 프랑스의 태양왕 루이 14세로 거슬러올라간다. 루이 14세는 160cm가 못 되는 단신을 감추기 위해 하이힐을 즐겨 신었다. 현대의 하이힐은 폭이 좁고 굽이 높아 오랫동안 신고 걷기 불편하다. 요즘 유행하는 볼이 좁은 남성용 구두도 보기만 그럴싸할 뿐 신고 다니기에 불편하기는 마찬가지다.

발은 인체의 가장 아랫부분에서 우리 몸을 지지해준다. 발에서 가장 큰 뼈인 뒤꿈치뼈는 체중을 지탱하고, 발허리뼈와 발가락뼈는 몸의 이동을 돕고 균형을 유지시킨다. 뼈를 둘러싼 다양한 근육과 힘줄은 충격을 흡수하고 발의 형태를 유지시켜준다. 발가락부터 발뒤꿈치를 이어주는 족저근막은 발바닥 전체의 형태와 아치를 유지하는 데 도움을 준다.

좁은 구두 속에 갇힌 발은 대부분 발가락과 발바닥에 굳은살이 잡혀 있다. 엑스레이로 검사해보면 하이힐을 즐겨 신는 여성의 경우 엄지발가락이 안쪽으로 휜 무지외반증이 자주 나타난다. 엄지발가락 관절이 좁은 공간에서 자극을 받아 관절이 튀어나오고 점차 돌출된다.

발의 변화에 가장 많은 영향을 주는 것은 폭과 굽이다. 폭이 좁으면 발가락이 눌리면서 굳은살이 쉽게 생긴다. 굽이 높은 신발은 발 앞쪽의 압력을 증가시켜 발의 변형을 가속화한다. 발 앞쪽에 쏠리는 힘은 1cm 단화를 신었을 때 신발을 신지 않았을 때의 1.5배, 5cm 굽을 신었을 때는 2.1배, 7cm 굽을

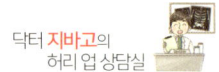

신었을 때는 3.4배 높아진다. 10cm 굽에서는 4.6배나 높아져 발가락 통증이 쉽게 나타난다. 이처럼 무리한 압력은 발뿐만 아니라 척추에도 영향을 미친다. 하이힐의 높은 굽은 발목과 무릎, 허리에 부담을 주어 발목 인대 손상이나 관절염, 허리디스크 같은 2차 질환을 일으킨다.

하이힐을 자주 신으면 몸이 균형을 잡기 위해 상체는 뒤로, 목은 앞으로 빼는 자세를 취하게 된다. 하이힐의 높은 굽 때문에 신체 무게중심이 자연스레 앞으로 기울기 때문에 자세가 변할 수밖에 없다. 이렇게 목을 앞으로 빼는 자세를 지속하면 거북목증후군이 발병하기 쉽고, 거북목증후군은 목디스크와 같은 목질환의 주요 원인이 된다.

허리 입장에서도 하이힐은 좋은 신발이 아니다. 하이힐을 신으면 몸이 앞으로 기울면서 상체가 뒤로 젖혀진다. 배를 앞으로 내미는 듯한 자세가 되는데, 허리와 엉덩이의 C형 곡선의 각도가 좁아지면서 척추는 심한 압박을 받게 된다. 척추 주변의 인대와 근육의 부담도 커져 척추후만증으로 이어질 수 있다. 척추후만증은 허리디스크와 같은 허리질환의 원인질환이다.

알고 갑시다!

발 건강을 위한 구두 선택법

1. 발의 크기가 커지는 오후에 신발을 구입한다.
2. 신발과 엄지발가락 사이에 여유공간이 있는지 확인한다.
3. 밑창의 높이는 3~5cm가 적당하고, 뒤축의 완충 기능도 확인한다.

구두를 신는 직업의 경우, 일단 구두 폭에만 변화를 줘도 발의 통증을 크게 줄일 수 있다. 신발과 엄지발가락 사이에는 손가락 하나 들어갈 정도의 여유가 있어야 한다. 신발의 밑창은 너무 얇지도 두껍지도 않은 3~5cm 정도가 적당하다. 적절한 굽 높이는 목과 허리의 부담을 줄여 척추 변형을 막고 질환도 예방할 수 있다. 뒤축과 밑창은 충격을 흡수할 수 있도록 쿠션이 있는 것이 좋다.

마지막으로 보행에 무리를 주지 않기 위해서는 발 폭에 맞는 신발을 신어야 한다. 일반적으로 키와 손은 나이 듦에 따라 줄어들지만, 발 사이즈는 반대로 커진다. 아치를 지지해주는 인대의 탄력이 떨어지면서 발이 커지기 때문이다. 자신의 발에 맞으면서 충격을 흡수할 수 있는 3~5cm의 굽이 있는 신발이 척추 건강에 최선이다.

마) 잠자리를 바꾸면 허리 건강도 달라진다

서 있을 때보다 누워 있을 때 허리가 받는 부담은 훨씬 줄어든다. 똑바로 누울 때는 서 있을 때의 4분의 1, 옆으로 누울 때는 서 있을 때의 4분의 3으로 부담이 줄어든다. 척추로서는 눕는 것만으로도 비교적 편안한 자세라 할 수 있다.

더불어 잠자리를 바꾸면 허리 건강도 달라진다. 반대로 잠자리를 잘못 고르면 통증이 쉽게 찾아오고 허리 건강도 나빠진다. 예방과 치료 차원에서 인생의 3분의 1을 보내는 잠자리 점검이 필요하다.

잠자리는 너무 푹신하지도 너무 딱딱하지도 않는 곳이 좋다. 딱딱한 바닥에 두꺼운 요를 깐 정도면 적당하다. 하지만 디스크를 앓고 있는 중이라면 딱딱한 바닥보다는 침대 생활이 더 안정적이다. 실제 척추수술 환자들을

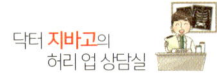

대상으로 온돌바닥과 침대 사용 환자의 회복상태를 비교한 결과, 침대를 쓰는 환자들이 온돌 바닥에서 생활하는 환자들보다 6배가량 높은 회복률을 보였다는 연구결과도 있다.

척추의 S곡선을 유지시키기에는 온돌바닥보다 침대의 매트리스가 효과적이다. 척추의 곡선이 잘 유지되면 혈액순환에 지장이 없어 근육통이 예방되고 숙면에도 도움이 된다. 바닥에서 요를 깔고 바로 누우면 허리와 바닥 사이에 공간이 생겨 허리에 부담이 된다. 딱딱한 바닥은 등, 엉덩이, 허리를 압박해 혈액순환을 방해하기도 한다. 근육을 경직시키면 통증도 쉽게 찾아온다.

바닥에서 어느 정도 떠 있는 침대의 구조도 척추질환을 앓는 사람에게는 도움이 된다. 침대 생활을 하면 눕고 일어설 때 일단 앉았다가 다음 동작을 하게 되므로 허리에 가해지는 충격이 차차 증가하여 허리의 부담을 덜어준다. 반면 온돌바닥에서 바로 일어나고 눕는 동작은 허리에 부담을 주어 좋지 않다.

그러나 지나치게 푹신한 매트리스는 척추가 굽어 오히려 허리에 안 좋은 영향을 줄 수 있다. 너무 푹신한 것보다는 체중을 완전히 받쳐줄 수 있는 탄탄한 매트리스가 좋다. 통증이 심하면 공기 매트리스를 이용하는 것도 괜찮다. 어쩔 수 없이 온돌 생활을 해야 한다면 적어도 2~3cm 이상 두께로 요를 깔도록 한다. 일어설 때나 앉을 때는 의자나 벽을 붙잡고 천천히 움직여 허리에 충격을 주지 않도록 한다.

허리디스크 등의 척추질환을 앓는 사람은 누운 자세에서도 등과 허리가 아파 숙면을 취하기 어렵다. 이때는 잠자는 자세를 바꿔보는 게 도움이 된다.

척추질환별 통증을 줄이고 숙면을 돕는 수면 자세

① **허리디스크: 무릎 아래 쿠션 활용**

허리디스크는 탈출된 디스크가 척추 주변 신경을 눌러 통증이 발생한다. 척추의 압력을 줄이기 위해 천장을 보고 똑바로 누운 자세가 좋다.

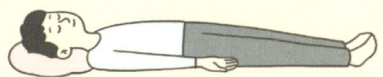

가장 좋은 수면 자세 - 똑바로 누워 잔다.
(일자허리나 척추후만인 경우 제외)
: 척추의 정상적인 만곡을 유지하고 좌우대칭으로 균형을 이루는데 좋다.

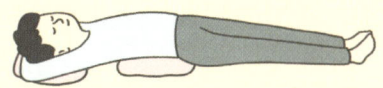

일자 허리일 경우 - 얇은 베개를 허리에 받치고 잔다.
: 일자 허리를 앞으로 휘게 해 정상적인 허리 곡선을 만들어주는 효과를 볼 수 있다.

이때 허리가 살짝 떠서 통증이 찾아오는데, 무릎 밑에 베개를 받치면 허리에 가해지는 압력을 줄여 통증이 줄어든다. 새우잠을 자거나 엎드려 자는 건 금물이다. 디스크를 눌러 통증을 악화시킬 수 있다.

② **척추관협착증: 옆으로 눕기**

척추관이 좁아져 내부 신경이 눌리는 척추관협착증 환자는 옆으로 누운 자세가 좋다. 허리를 꼿꼿이 펴면 척추관이 더 좁아져 통증과 다리 저림 증상이 심해진다. 허리를 약간 구부리는 것만으로도 척추관이 넓어져 숙면에 도움이 된다. 옆으로 누워 양 무릎 사이에 베개나 쿠션을 끼고 자는 것도 좋다.

③ 강직성척추염: 딱딱한 침대에서 바로 눕기

강직성척추염은 척추에 염증이 생겨 허리가 굳는 질환으로, 몸이 앞으로 굽는 특징이 있다. 똑바로 누워 자는 자세가 도움이 되는데, 딱딱한 침대를 골라야 바른 자세로 눕기 쉽다. 베

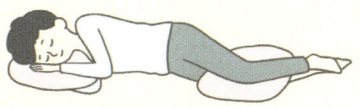

모로 누워 자는 경우 - 척추측만, 요통이 있는 경우 무릎 사이에 베개나 쿠션을 끼고 잔다.
: 오른쪽으로 모로 누워 어깨 높이의 베개를 베고 다리를 포개어 구부리고 자도 좋다.

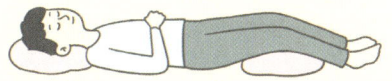

요통이 있는 경우 - 무릎 아래에 쿠션을 받치고 잔다.
: 무릎 아래에 쿠션을 받치고 자면 허리에 실리는 부담을 줄일 수 있다.

개는 부드럽고 낮은 것을 선택해 목뼈가 C자 곡선을 유지하도록 한다. 하루에 15~30분 정도 엎드려 있으면 상체가 앞으로 쏠리거나 고관절이 앞쪽으로 굳는 것을 예방할 수 있다.

④ 척추전방전위증: 다리와 어깨 높이를 비슷하게

뼈가 어긋나 정렬을 이루지 못하는 척추전방전위증 환자는 똑바로 누우면 뼈가 더 틀어져 통증이 심해진다. 옆으로 누워 무릎과 엉덩이를 조금 구부린 자세가 통증을 줄여준다. 무릎 사이에 베개를 끼워 다리와 어깨 높이를 비슷하게 맞추는 것도 좋다.

바) 체중을 줄이면, 통증도 부담도 줄어든다

살이 찐다고 해서 뼈가 굵어지고 관절이 커지지는 않는다. 그럼에도 전보다 더 많은 살을 받치고 있어야 한다. 뼈와 관절 입장에서는 같은 봉급을 받으면서 더 많은 일을 해야 하는 과로 상황에 놓이게 된다. 과로는 통증과 질병을 부른다.

과부하를 견디는 디스크의 경우 연골판이 쉽게 손상된다. 연골판은 디스크에 영양분과 산소를 공급하는 곳으로, 연골판이 손상되면 디스크도 약해진다. 몸에 살이 붙고 척추뼈와 연골판이 받는 압력이 높아지면 더 많은 영양분과 산소가 필요하지만, 살이 찌면 찔수록 손상된 연골판 때문에 들어오는 영양소와 산소는 더 적어진다. 디스크의 퇴행에 가속도가 붙는다.

특히 상체 비만은 하체 비만보다 더 안 좋다. 배가 나오면 복압이 올라간다. 복압이 올라가면 디스크 내 압력도 높아진다. 흔히 블랙디스크라고 불리는 퇴행성 디스크가 나타나기 좋은 조건이 된다.

비만 환자라면 척추건강을 위해 체중을 줄이는 노력을 해야 한다. 하지만 단식이나 과격한 운동은 몸에 무리가 가기 때문에 좋지 않다. 특히 중장년층의 경우 뼈가 약해지는 골다공증에 매우 취약하기 때문에 자칫 밥을 굶다가 골다공증만 악화되기도 한다. 골다공증이 심해지면 압박골절이 생길 위험이 높아지고 압박골절은 여타 다른 척추질환을 불러오기도 한다. 나이와 척추 상태를 고려한 식이요법과 적당한 운동을 선택하는 것이 좋다. 이미 척추질환을 앓고 있다면 영양소는 유지하되 열량을 줄이는 식이요법과 빨리 걷기, 고정 자전거 타기, 수영 등의 운동을 권한다.

다음은 비만 연구가들이 발표한 '다이어트를 위한 바르게 먹기' 방법이다.

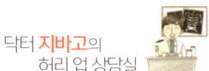

식이요법에 적용해볼 수 있기를 바란다.

1. 세 끼 챙겨 먹기

장기적인 체중 감량을 위해서는 무조건 굶기는 하지 말아야 한다. 세 끼를 고르게 먹어야 몸의 항상성이 유지돼 폭식이나 과식을 하지 않는다. 비만 환자라면 아침은 꼭 먹는다. 반찬, 국 등을 챙겨 먹을 수 없다면 삶은 달걀, 두부, 두유 등 간단한 음식도 괜찮다. 대신 저녁은 되도록 조금만 먹는다. 잠자기 전까지 에너지를 소비하지 못하면 복부비만이 될 가능성이 높다. 과일도 칼로리가 높아 좋지 않다.

2. 단백질 섭취량 늘리기

건강한 다이어트를 위해서는 단백질은 늘리고, 탄수화물은 줄이고, 채소는 많이 먹는다. 단백질 식품군 중에는 필수아미노산이 가장 많이 들어있는 오리고기나 닭고기가 좋다. 다음은 생선과 콩류를 추천한다.
흔히 단백질 식품으로 알려진 붉은색 살코기는 기름기가 너무 많다. 고기보다 기름을 먹는 경우가 생긴다. 탄수화물 식품인 밥, 빵, 국수, 떡, 감자, 고구마도 다이어트를 위해서는 피하는 것이 좋다.

3. 젓가락 위주로 식사하기

밥에 국이나 찌개 위주로 식사를 하는 것은 좋지 않다. 탄수화물 과잉, 나트륨 과잉 식단이 되기 쉽다. 다이어트를 위해서는 숟가락보다는 젓가락 위주의 식사를 하는 것이 좋다. 단백질과 채소 위주로 먹고 다음에 국 건더기를 먹는다. 포만감이 느껴지면 젓가락을 내려놓고 허기가 남아 있으면 밥을 조금 먹는 식으로 식이조절을 한다.

4. 저녁식사는 이를수록 좋다

저녁식사는 이를수록 좋다. 되도록 6시 전에 기존 양의 반만 먹도록 한다. 너무 급하게 밥을 먹으면 포만중추가 포만감을 느낄 시간조차 없다. 빠르게 많이 먹지 않도록 꼭꼭 씹어 먹는 습관을 들인다. 한번에 20번 이상 씹어 먹으면 소화도 잘 된다.

5. 물 자주 마시기

몸속 수분이 줄면 세포의 활동량도 줄어든다. 땀이나 소변으로 노폐물을 배출하기도 어렵다. 물은 충분히, 규칙적으로 자주 마시는 것이 좋다. 식사 전, 잠자기 전, 식간에 물을 마시는 습관을 들인다.

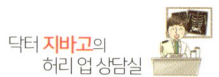

알고 갑시다!

척추건강을 지키는 10계명

1. 술과 담배를 멀리한다.
    : 술과 담배는 척추의 혈액공급을 방해하고 디스크를 늙게 만든다. 칼슘 섭취를 막아 뼈도 약해진다.
2. 수시로 스트레칭을 한다.
    : 척추 내 혈액순환을 위해 수시로 자세를 바꾸고 스트레칭을 한다.
3. 바른 자세로 걷는다.
    : 구부정하게 걸으면 목과 허리에 부담이 커져 질환이 찾아온다.
4. 하이힐은 척추의 천적, 운동화를 생활화한다.
    : 굽이 높은 하이힐이나 굽이 없는 단화로 인해 척추는 스트레스를 받는다.
5. 하루에 30분 이상 바른 자세로 걷는다.
    : 영양분과 산소가 적절히 공급되면 디스크가 건강해진다.
6. 백팩을 주로 이용하고, 한 손 사용을 자제한다.
    : 짐은 되도록 백팩을 이용해 등에 매는 것이 좋고, 손에 들 때도 좌우 균형을 생각한다.
7. 엎드린 자세는 피한다.
    : 편하다는 이유로 엎드려 생활하면 척추 모양이 변형되기 쉽다.
8. 한쪽 팔다리만 쓰는 구기운동은 피한다.
    : 테니스, 볼링, 골프 등은 한쪽 팔다리만 사용해 척추 균형에 좋지 않다.
9. 적정 체중을 유지한다.
    : 기름진 음식을 많이 먹으면 비만해지고 혈액순환도 나빠진다.
10. 통증이 찾아오면 전문가와 상담한다.
    : 장기간 통증을 방치하면 질환은 더욱 악화된다.

03
관절을 건강하게 하는 생활

가) 자세를 바로 해서 관절을 지켜라

　척추에 무리를 주는 자세는 대부분 관절에도 좋지 않다. 부상에 의한 관절질환 말고는 생활습관에서 오는 경우가 많다. 관절에 좋지 않은 대표적인 자세는 좌식문화에서 흔히 나타나는 양반다리, 무릎 꿇고 앉기, 꾸부정한 잘못된 걸음걸이, 책상과 의자의 높이를 잘못 맞추고 생활하기, 한 가지 자세를 오래 유지하는 습관 등이다. 특히 양반다리와 무릎 꿇고 앉기는 관절을 최대한 이용하고 압력을 높여 관절에 매우 좋지 않다. 다리를 뻗고 누워 있을 때 관절에 부담이 가는 정도를 0이라고 한다면, 양반다리는 20, 물걸레질은 50, 손빨래는 75, 오리걸음은 150이다. 이 같은 자세를 지양하고 스스로 바른 생활습관을 지켜내기만 해도 관절통이 시작되는 시기를 10년은 늦출 수 있다.

　관절에 좋은 자세는 압력이 많이 가지 않는 편안한 자세다. 특히 무릎퇴행성관절에 좋은 자세는 관절에 휴식을 줄 수 있는 자세다. 무릎관절에 지속적인 과부하가 가해지면 관절의 완충역할을 하는 연골판 등의 손상으로 관절염이 시작된다. 이런 손상들이 장기간 지속되면 뼈 자체에도 변성이 생겨 관절의 변형 및 운동제한이 발생한다. 관절에 부담이 가지 않는 자세를 취하는 것이 우선이다.

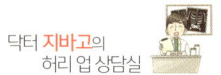

서 있을 때는 양다리에 비슷한 정도의 체중을 싣는 것이 좋다. 일명 짝다리는 한쪽에만 힘을 실어 좋지 않다. 오래 서 있을 경우는 척추뿐만 아니라 무릎관절을 위해서도 한쪽 발을 앞으로 내밀고 무릎을 살짝 구부릴 수 있게 받침대를 이용하는 것이 좋다. 양쪽 발을 번갈아 얹어두면 혈액순환과 피로회복에도 도움이 된다.

일할 때는 되도록 서지 말고 앉아서 한다. 그리고 앉을 때는 무릎을 꿇거나 쪼그려 앉지 않는다. 물컹한 낮은 소파보다는 딱딱한 높은 의자가 좋다. 의자에서 일어날 때는 엉덩이를 의자 끝부분에 걸친 후 팔걸이에 두 손을 지탱하고 일어나는 것이 좋다. 꼭 바닥에 앉아 있어야 하는 경우라면 한쪽 무릎을 세우거나 벽에 바싹 기대 허리에 실리는 몸무게와 부담을 줄여주는 것이 좋다. 만일 직업적인 이유로 무릎에 안 좋은 자세를 오래도록 피할 수 없다면 무릎보호대를 착용하거나 중간중간 휴식을 취하는 것이 좋다. 상황에 따라서는 물리치료 등이 관절의 피로회복에 도움이 된다.

나) 적절한 통증관리가 필요하다

환자들이 관절에 문제가 있다고 눈치를 채는 시점은 언제일까? 바로 통증이 시작되는 시점이다. 질환의 경중 역시 통증의 정도로 가늠하게 된다. 통증이 생기면 삶의 질은 급속도로 떨어진다. 환자들은 통증이 심각하게 삶의 질을 훼손할 때 병원을 찾는다. 의사 입장에서는 통증에게 고맙다는 인사를 해야 하는 아이러니한 상황들에 종종 부딪치게 된다.

치료 중일지라도, 환자의 삶의 질과 질환의 악화를 막기 위해서 적절한 통증관리가 필요하다.

다음은 우리가 일상적으로 할 수 있는 통증관리의 세 가지 방법이다. 효율적인 방법을 익혀 통증으로 인해 삶의 질이 급속히 나빠지는 것을 막도록 하자.

① 찜질로 관절을 편안하게

옛날부터 관절이 아프면 민간에서는 온찜질을 이용했다. 따뜻한 햇볕 아래 닭이 꾸벅꾸벅 조는 이유는 온기로 인해 몸이 노곤해지기 때문이다. 이때는 관절 역시 부드럽게 이완되면서 혈액순환도 원활해진다. 혈액순환이 좋아지면 몸의 자연치유 물질들의 분비도 원활해져 상처 치료도 잘 된다. 닭도 온찜질의 효과를 알고 봄날이 되면 햇볕 아래로 나가는 것이다.

다만 모든 통증이 온찜질로만 치료되지는 않는다. 온찜질보다는 냉찜질이 유용한 경우도 더러 있다. 간단히 정리하면 일반적으로 급성 통증에는 냉찜질을, 만성 통증에는 온찜질을 주로 한다.

관절의 경우 냉찜질은 붓고 열이 날 때 한다. 부상으로 발목이 삔 경우 얼음을 이용해 냉찜질을 하면 부기가 잘 가라앉는다. 차가워진 피부에는 혈액이 덜 가서 부종이 줄기 때문이다. 다만 얼음을 직접 대기보다는 타월 등에 감싸서 이용하는 것이 감염 등을 예방할 수 있어 좋다.

통증이 심하지 않더라도 지속적으로 관절통이 있다면 온찜질을 하는 것이 좋다. 혈액순환을 촉진하고 조직을 이완시켜 통증을 가라앉힐 수 있다. 단, 화상의 위험이 있으므로 40도 이하로 20분 이내 실시하는 것이 안전하다.

② 반신욕으로 통증 해결하기

젊을 때 목욕탕에 가면 '이 많은 사람들이 매일 목욕탕에 온단 말인가?' 하고 의아했다. 최근에는 가정에도 시설이 잘 갖춰져 있기 때문에 굳이 목

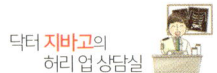

욕탕에 가지 않는 이들도 많다. 그러나 나이가 들면 젊었을 때 목욕탕을 가지 않던 이들도 자연스럽게 목욕탕을 찾게 된다. '탕의 맛'을 알게 되기 때문이다.

만성적인 통증이 있을 때 탕에 들어가 20분 정도 있으면 온몸이 시원해지는 것을 느낄 수 있다. 온찜질과 마찬가지로 혈액순환이 좋아지기 때문인데, 사람에 따라서는 물리치료보다 통증 감소 효과가 뛰어나다고 한다.

주 2~3회 반신욕을 즐기는 것은 통증 관리를 위한 일반적인 권장사항이다. 따뜻한 물 안에서 아픈 관절을 주물러주면 통증 감소 효과가 커진다. 40도 이상의 물에 오래 있는 것은 피하고 탕 이용을 생활화하면 통증 관리도 한결 수월해진다.

③ 때론 파스도 훌륭하다

"그놈의 파스 좀 그만 붙여요."

TV 드라마에서, 만성 통증에 시달리는 할머니에게 핀잔을 주는 딸의 한마디였다. 대한민국에서 파스는 온 국민이 즐겨 찾는 대표적인 통증관리 제품이다. 많은 이들이 '그깟 파스'라고 폄하하기도 하지만 통증을 달고 사는 이들에게 파스는 좋은 벗이 아닐 수 없다. 때와 장소를 잘 가려 붙이면 효과 만점이기도 하다.

파스는 찜질처럼 핫파스와 쿨파스로 나뉜다. 핫파스는 통증 부위를 따뜻하게 해서 혈액순환을 돕고 근육의 긴장을 풀어준다. 자연스럽게 통증도 줄어든다. 이처럼 핫파스가 따뜻한 찜질의 효과를 낸다면 반대로 쿨파스는 냉찜질과 비슷한 효과를 낸다. 가벼운 골절상을 입었을 때 쿨파스를 붙이거나 뿌리면 부종을 가라앉히면서 통증을 줄일 수 있다.

다) 비타민 D와 칼슘, 단백질은 관절에도 좋다

"관절에는 도가니탕이 좋다더라" 하는 민간요법이 널리 퍼지면서 많은 관절염 환자들이 "정말 도가니탕이 좋은가요?"라는 질문을 하곤 했다. 질문을 듣는 의사 역시 '식품영양학'과는 거리가 멀기에 자료를 찾아보았다.

"도가니에 많은 콘드로이틴이라는 성분은 관절의 연골을 만드는 중요한 성분인데, 나이가 들면서 몸에서는 만드는 양이 줄어든다. 관절에서 완충작용을 해주는 연골을 만드는 성분이 모자라기 때문에 나이가 들수록 관절이 빡빡해지고 충격에 약해질 수 있다."

정리하자면 관절이 안 좋은 환자에게 도가니탕은 나쁘지 않은 보양식이 된다. 하지만 여기에는 한 가지 맹점이 있으니, 도가니탕의 높은 콜레스테롤은 비만의 원인이 된다는 것이다. 이 때문에 관절질환에 좋은 음식을 물어보는 환자들에게는 "골고루 먹되, 뼈 건강에 좋은 음식을 챙겨 드시라"라는 이야기를 많이 한다. 비타민 D와 칼슘, 단백질은 뼈 건강을 이야기할 때 항상 거론되는 영양소들이다. 가끔 이러한 사정을 아는 환자들은 "왜 관절질환 환자들에게 뼈 건강에 좋은 음식을 권하느냐?"라는 질문을 한다. 대답은 "뼈가 약해지면 관절에 더 무리가 가고 관절이 더 빨리 닳을 수 있기 때문"이다.

관절이 건강하기 위해서는 먼저 뼈가 건강해야 한다. 뼈 건강을 생각한다면 도가니탕보다는 우유 석 잔을 매일 챙겨 먹는 것이 바람직하다. 이 밖에도 치즈, 요구르트, 두유, 멸치, 브로콜리, 시금치, 미역, 아몬드같이 칼슘이 많은 음식들도 추천한다. 음식을 다양하게 챙겨 먹기 어렵다면 칼슘보충제를 활용하는 것도 방법이다.

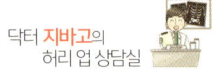

라) 노화와 비만도 관리가 필요하다

　퇴행성관절염은 이름에서도 알 수 있듯이 대표적인 노인성 질환이다. 복합적인 원인이 지목되고 있지만 노화는 관절이 나빠지는 가장 큰 이유다. 그렇다면 역으로 나이가 들지 않도록, 나이는 들더라도 몸이 늙지 않도록 관리한다면 관절질환으로부터도 자유로워지지 않을까?

　노화를 막기 위한 다양한 노력들이 시도되고 있다. 전 세계 어디서든 노화를 막는 비법은 쉽게 전해들을 수 있다. 적게 먹기, 운동하기, 긍정적으로 생각하기, 햇볕 쬐기, 비타민과 미네랄 적극적으로 섭취하기 등은 잘 알려진 노화를 막는 생활습관이다. 그리고 최근에는 '이것'을 막는 것이 노화와 질환을 막는 지름길로 알려지게 됐다. 바로 '비만'이다. 나이가 들수록 체중이 늘어나는 것을 자연스럽게 생각하는 환자들이 많은데, 비만이 관절에 어떤 악영향을 미치는지 반드시 알아야 한다.

　일반적으로 40대가 되면 20대보다 연골이 50% 정도 퇴화한다. 그런데 체질량지수(BMI)가 18.5~25로 정상이거나 약간 뚱뚱한 사람에 비해 비만(26~30)인 사람은 두 배, 고도비만(30 초과)인 사람은 세 배로 빠르게 연골이 퇴화한다. 또 체중이 1kg 늘면, 무릎관절에는 4kg 정도의 체중이 더 실린다.

　관절을 건강하게 하기 위해 비만은 반드시 해결해야 하는 숙제다. 실제 진료실에서 느낀 바로도 비만 환자는 그렇지 않은 환자에 비해 수술 예후도 좋지 않고 회복도 느리다. 적절한 체중을 유지하기 위해서는 균형 잡힌 식습관과 운동량을 늘리는 과정이 필요하다. 물론 노화와 비만 관리 모두 쉬운 일이 아니다. 자연적인 노화를 거스를 만큼 적극적인 관리를 해야 한다. 하지만 그러한 노력 끝에 무병장수를 얻을 수 있다는 점을 기억해두자.

3. 척추 건강에 관한 궁금증 해결 Q&A

01
엑스레이나 MRI 등은
왜 검사하는지 궁금합니다

척추는 몸속에 있기 때문에 육안으로 진단을 하는 데는 한계가 있습니다. 적절한 영상검사를 통해 각 질환을 진단할 수 있습니다. 보통 엑스레이라고 부르는 단순 방사선 촬영은 척추의 모양과 배열을 보기 위한 기본검사입니다. 척추골절이나 측만증을 진단하는 데 효과적입니다.

CT로 불리는 컴퓨터 단층촬영은 척추의 단면을 볼 수 있는 검사입니다. 뼈나 석회화된 구조물이 잘 보여 척추협착증, 척추전방전위증, 후종인대골화증을 진단하는 데 쓰입니다.

MRI로 불리는 자기공명영상촬영은 해상도가 높아 디스크처럼 부드러운 조직을 검사하는 데 주로 쓰입니다. 또한 신경과 주변 조직과의 관계를 세밀하게 구분해서 보여주기 때문에 신경증상이 있는 척추질환에 필수적인 검사라 할 수 있습니다. 이로써 척수종양을 확진할 수도 있습니다. 방사선을 사용하지 않아 인체에 해가 없다는 것도 장점입니다. 이처럼 다양한 검사는 질환을 확인하고 치료방법을 세우기 위한 하나의 과정입니다.

02
수술을 했는데 다시 통증이 찾아왔습니다. 재발일까요?

보통 비수술 치료나 수술적 치료를 하게 되면 환자들은 병이 완치됐다고 생각합니다. 하지만 치료를 통해 통증이나 불편을 해소할 정도라면 척추건강이 이미 많이 안 좋아진 상태라고 봐야 합니다. 기존에 치료한 부위에서 재발을 했을 가능성도 있고 다른 부위에서 새롭게 질환이 생겼을 수도 있습니다.

수술 등의 치료를 했다면 디스크 압력을 높이는 자세를 줄이고, 운동을 하면서 퇴행성 변화를 막는 노력이 반드시 필요합니다. 비만이 있다면 체중을 조절하고, 과로와 스트레스를 스스로 관리하는 것도 수술 후 자기관리 중 하나입니다.

통증과 불편이 다시 찾아왔다면 병원을 찾아 정확한 진단을 받는 것이 우선이겠지만, 어떤 처치든 이미 퇴행이 진행된 척추를 젊게 할 수는 없다는 것을 알아야 합니다. 바른 자세와 습관을 들이고 생활을 통해 척추의 노화를 막는다는 생각으로 척추 관리에 적극적으로 나서야 합니다.

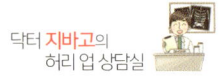

03
허리가 아픈데 부부생활은 어떻게 하나요?

어느 조사에서는 허리디스크나 척추관협착증 등으로 통증이 생긴 환자 중 절반 이상이 부부생활에 대한 두려움과 불편함을 느낀다고 합니다. 척추질환 환자들의 부부생활에 대한 두려움과 불편함은 상당한 것 같습니다. 그러나 적당한 부부생활은 허리건강과 정신건강에 도움을 줍니다. 근육의 긴장과 이완을 가져오는 성생활은 근육을 강화시킵니다. 부부생활 중 나오는 엔도르핀은 기분을 좋게 하고 자연 진통제로서 통증을 막아주는 기능도 있습니다. 긍정적인 생각을 갖고 접근하면 부부생활로 인한 두려움과 불편함도 한결 나아질 것입니다.

수술을 받은 후라면 2~3주가 지나 안정기에 접어들었을 때부터 정상적인 부부관계가 가능합니다. 요통을 유발하는 자세는 피하면서 횟수를 늘려나가는 것이 좋습니다. 3개월 정도가 지나면 거의 지장을 받지 않습니다.

한편 대소변을 관장하는 신경이 성기능에도 함께 영향을 미치기 때문에 수술 후 소변을 볼 때 어려움이 있었다면 성기능도 함께 위축됐을 수 있습니다. 신경은 짧게는 수일에서 길게는 수개월에 걸쳐서 회복됩니다. 성기능 역시 함께 회복된다는 믿음을 갖고 편안한 마음으로 기다리면 좋겠습니다.

04
아버지가 디스크 환자인데
저도 허리가 안 좋습니다. 유전일까요?

디스크에 대한 많은 연구가 진행되고는 있지만 '유전'에 대해서는 아직 답을 찾기가 어렵습니다. 다만 진료현장에서 가족력을 무시하기는 어려워 보입니다. 부모가 척추관이 좁은 경우 자녀들 역시 척추관이 좁을 가능성이 높습니다. 척추관이 넓은 사람은 디스크가 튀어나와도 신경을 누르지 않기 때문에 통증을 잘 못 느끼므로 특별한 치료를 하지 않는 경우가 많습니다. 반대로 척추관이 좁은 경우 노화가 조금만 진행돼도 통증이 찾아옵니다. 조기에 적극적인 치료가 필요합니다.

하지만 척추관 외에 척추질환 중 유전의 성향을 보이는 것은 거의 없습니다. 척추측만증도 유전 외 요인이 더 많습니다. 디스크 환자라면 유전을 걱정하기보다 생활환경을 점검하는 것이 바람직합니다. 부모의 생활습관은 그대로 자녀에게 대물림됩니다. 나쁜 습관은 다음 세대에 그대로 전해집니다. 유전을 걱정하기보다는 자세를 바로 하고 척추 건강에 좋은 습관을 들이는 것이 필요합니다.

05
고혈압과 당뇨를 오래 앓아왔는데 수술해도 될까요?

당뇨병의 경우 전신마취 전후로 금식을 하는데 이때 혈당이 급격히 떨어져 어지럼증, 두통, 의식불명, 뇌기능 손상 등의 저혈당 증상이 나타날 수 있습니다. 고혈압의 경우 혈압약에 포함된 아스피린 계열의 약물이 수술 후 지혈을 방해해 출혈이 생길 수도 있습니다.

때문에 고혈압과 당뇨 등의 만성질환자들은 수술에 대해 큰 부담을 갖습니다. 검사상 특별한 이상을 찾을 수 없는데도 컨디션이 쉽게 회복되지 않는 경우도 많습니다.

다행인 것은 의료진 역시 이러한 위험성을 잘 알고 적절한 대처법을 세우고 있다는 것입니다. 일반적으로 고혈압 환자들은 수술 당일 아침까지는 혈압약을 복용하도록 합니다. 당뇨 환자는 수술 전에 당화혈색소검사(HbA1C)라는 피검사를 합니다. 검사 결과 조절이 잘 안 되는 것으로 판정될 경우 미리 입원해서 3~4일 정도 당뇨 치료를 한 후 수술을 하기도 합니다. 이러한 처치를 통해 수술의 위험성을 줄일 수 있습니다.

환자에게 드리고 싶은 조언 중 하나는 수술의 필요성을 잘 확인하라는 것입니다. 고혈압과 당뇨의 위험성과 척추수술의 필요성을 놓고 더하기와 빼기를 해야 합니다. 중장년층의 건강을 위해 무엇보다 필요한 것은 스스로 걷고 생활할 수 있는 능력입니다. 척추건강 때문에 걷거나 생활을 할 수 없다면 고혈압과 당뇨보다 더 위험한 질병에 걸리기 쉽습니다. 척추건강을 회복하기 위해 수술이 필요하다면, 의료진의 도움을 받아 고혈압과 당뇨를 조절하면서 적절한 시기에 수술을 받기를 권합니다.

06
운동을 해도 괜찮은 통증의 강도는 어느 정도인가요?

의료진들은 약간의 통증이 있을 때는 운동을 해도 괜찮다고 이야기합니다. 운동을 통해 오히려 통증이 줄어드는 경우도 있습니다. 반대로 허리가 안 좋아지는 경우도 종종 있습니다. 몸에서는 멈추라는 신호로 통증을 내보내는데 이를 무시하고 운동을 계속하면 척추가 크게 손상될 수도 있습니다. 문제는 통증의 정도를 판단하는 것이 매우 주관적이라는 것입니다. 스스로 잘 판단해야 합니다.

통증이 있지만 생활이 불편할 정도가 아니라면 운동을 통해 통증을 조절하고 근력을 키울 수 있습니다. 아프다고 움직이지 않으면 척추근육은 더 위축됩니다. 근육은 쓰면 쓸수록 커지고 쓰지 않으면 사라지는 조직입니다. 적절한 치료로 염증과 통증이 잘 해결된 후에는 특히 운동을 열심히 해야 합니다. 그럼에도 통증이 심하다고 판단되면 무조건 휴식을 취해야 합니다. 아무것도 하지 말고 누워서 휴식을 취하거나 물리치료를 받는 것이 척추건강을 위해 더 낫습니다.

통증을 경험한 근육과 인대는 보통 제역할을 할 수 없는 수준으로 약해져 있습니다. 때문에 움직일 수 있는 범위 내에서 천천히 운동을 시작하는 것이 좋습니다. 운동의 종류와 강도, 시작할 때와 멈춰야 할 때를 스스로 결정하기 어렵다면 운동치료사와 같은 전문가의 도움을 받기를 권합니다.

07
디스크 수술을 받았는데
여전히 아픕니다

    통증에는 급성과 만성 두 가지가 있습니다. 만성통증은 수시로 찾아오는 장기적 통증이고, 급성통증은 단기간에 심하게 찾아오는 통증입니다. 의사 입장에서 보면 급성으로 찾아온 통증은 해결하기가 쉽습니다. 염증을 가라앉혀 부기가 줄어들면 대부분 통증도 사라집니다. 문제는 만성통증입니다.

    척추관협착증같이 장기간 병이 진행된 경우, 두세 부위 이상에서 동시에 질환이 발병한 경우, 통증과 함께 마비가 나타난 경우는 치료를 받더라도 통증이 남습니다. 신경이 심하게 뒤틀리고 쪼그라들면 회복되는 데 오랜 시간이 걸립니다. 30% 정도는 서서히 회복되는데, 짧게는 수주에서 6개월 이상 걸리기도 합니다.

    검사상 이상 소견이 없고 수술이 잘 되었다면 일단 불안을 내려놓고 기다리는 것이 좋습니다. 수술 후 물리치료 등 부가적인 치료와 운동을 병행하면 컨디션은 더 빨리 좋아집니다. 마음의 여유를 갖고 시간이 흐르기를 기다리는 것이 일단은 최선으로 보입니다.

08
협착증 수술을 받고 두 달이 지났는데 마비증상이 사라지지 않아요. 수술이 잘못된 걸까요?

앞서 말씀드린 대로 신경은 높은 압력이나 자극을 오래도록 받으면 회복되는 데도 그만큼 오랜 시간이 필요합니다. 보통 치료가 늦게 시작될수록 회복기간도 길어집니다. 의료진들은 6개월 정도를 회복기로 보기도 합니다. 물론 100%가 다 회복되지 못하는 수도 있고, 마비증상이 영구화되는 경우도 있습니다. 수술이 잘못된 경우도 있겠지만 그보다는 신경이나 신경근 손상의 후유증이 수술 후에도 남아 있기 때문입니다.

일단 수술 후 운동치료를 받고 있다면 보다 편안한 마음으로 기다려보기를 권합니다. 신경이 회복되면서 증상도 회복될 것입니다. 만일 이후에도 회복되지 않는다면 다른 치료를 받을 수도 있습니다. 긍정적인 마음으로 기다리면 좋은 결과가 있을 것입니다.

09
척추질환은 통증이 사라지면
다 나은 건가요?

보존적 치료와 수술, 운동은 모두 통증을 없애고 급성 증상을 해결하는 치료법입니다. 노화된 척추를 젊게 해주는 치료법은 아직 없습니다. 일단 척추에 질병이 발생해서 통증이 찾아왔다면 척추의 노화가 어느 정도 진행됐다고 봐야 합니다. 치료를 통해 통증이 좋아졌다고 해도 안 좋은 습관과 생활패턴을 반복할 경우 척추질환은 언제든지 다시 찾아올 수 있습니다.

'통증이 사라졌으니 척추질환이 다 나았다'고 하는 것은 절반은 맞고 절반은 틀린 생각입니다. 통증은 증상의 하나일 뿐입니다. 척추 노화를 늦추고 척추질환에서 완전히 해방되기 위해서는 바른 자세로 서고, 앉고, 걷는 생활을 꾸준히 해야 합니다. 재활을 위한 운동도 적극적으로 해야 합니다. 근육을 강화시키고 디스크의 퇴화를 막는 생활습관을 유지한다면 척추질환의 재발을 막을 수 있습니다.

10
척추 건강에 좋은 음식이 따로 있나요?

　척추 환자들에게는 칼슘 함량이 높은 음식을 주로 추천합니다. 우유와 유제품, 뼈째 먹는 생선, 다시마와 김, 미역 등의 해산물은 척추뿐만 아니라 전신 건강에 좋습니다. 검은콩, 달걀, 쇠고기 등 고단백 식품은 손상된 조직의 회복을 도와 치료 전후의 환자에게 좋습니다. 이밖에 신선한 채소와 과일, 물과 섬유질이 풍부한 음식은 비타민과 무기질이 풍부해 환자들의 회복을 돕습니다.

　음식 이야기가 나왔으니 '척추질환 환자들이 피해야 할 기호식품' 이야기를 하고 가겠습니다.

　술과 담배는 허리질환이 있는 사람들이 반드시 피해야 할 기호식품입니다. 담배는 혈액 내 산소포화도를 떨어뜨리고 뼈의 미네랄 성분을 줄여 골다공증을 유발합니다. 음주는 몸에서 칼슘을 빠져나가게 해 혈액순환을 방해하고 근육을 경직시킵니다. 척추건강을 위해서는 반드시 금연과 절주를 해야 합니다.

11
관절에서 딱딱 소리가 나요. 괜찮은가요?

앉아 있다 일어설 때 무릎에서 딱딱 혹은 뿌득 하는 소리가 들린다거나, 가끔씩 저리면서 아프다는 증상을 호소하는 환자들이 많이 있습니다. 출산 후 아이를 안는 일이 많아진 산모나 논과 밭에서 쪼그리고 앉아 일하는 시간이 많은 분들은 무릎에서 나는 소리와 통증에 더 민감해집니다.

결론부터 말씀드리면 관절에서 소리가 나는 경우 대부분은 특별한 질환이 없는 정상입니다. 무릎의 경우, 운동 시 연골의 정상적인 마찰로 소리가 나는 게 대부분입니다. 어깨관절 역시 견관절의 아탈구 혹은 골융기 부위를 긴장된 건이 미끄러지면서 소리가 날 수 있습니다. 힘줄이나 관절막이 뼈와 연골에서 미끄러지면서 소리가 나는데, 통증이 동반되지 않고 소리가 나타났다가 사라진다면 크게 걱정할 것이 없습니다.

다만 관절에서 소리가 나는 경우 중 일부는 관절연골, 반월상연골, 근막, 인대 등 관절 내외의 여러 구조물에 이상이 있을 수 있습니다. 관절에서 소리가 나면서 통증이 느껴지고 점차 소리와 통증이 커진다면 병원을 찾아 전문의 상담을 받아보는 것이 좋습니다.

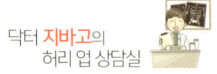

12
걸으면 관절염에 좋다는데, 저는 더 아프네요. 어쩌죠?

걷기운동은 관절과 척추에 좋은 유산소운동입니다. 또한 걷기는 고지혈증과 비만 그리고 관절염을 공통적으로 예방하는 운동처방에서 빠지지 않는 항목입니다. 다만 관절염 환자의 경우 진행 정도에 따라 통증이 더 심해질 수 있다는 단점이 있습니다.

통증이 걷기에서 유발된 것인지, 일상적인 통증이 걸을 때도 느껴지는 것인지를 구분할 필요가 있습니다. 관절염 환자조차도 고통스럽다고 가만히 있는 것보다 활동성 있는 취미활동이나 관절에 무리를 주지 않는 적당한 운동을 통해 꾸준하게 움직이는 것이 좋습니다. 야외에서 햇볕을 받으며 걷는 활동은 관절염 환자들에게 나타나기 쉬운 우울증을 예방하는 데도 큰 도움을 줍니다. 통증이 쉽게 찾아온다면 통증이 시작되는 시점을 잘 관찰해서 운동의 강도를 조절해보는 것은 어떨까요? 5분 정도 걸었더니 통증이 시작됐다고 느껴지신다면 5분 정도 운동을 며칠간 반복한 후 시간을 늘려가는 것이 안전합니다.

13
비가 오면 관절염이
심해지는 이유가 뭔가요?

많은 환자들이 비가 오거나 흐린 날 무릎이 특히 더 쑤시다고 합니다. 환자들로서야 날씨와 무릎이 어떤 연관성이 있는지 알 길이 없어 답답하기도 할 텐데요, 원인은 바로 '기압' 때문입니다.

비가 오거나 흐린 날이면 대기압이 낮아집니다. 기압이 낮아지면 상대적으로 관절 내부의 압력이 높아지게 됩니다. 이에 따라 근육과 뼈가 맞물려 있는 힘이 깨지고 관절과 관절 사이가 벌어지면서 환자는 통증을 심하게 느끼게 됩니다. 거기다 '날이 흐리면 통증이 심하다'라는 고정관념이 환자의 불안감을 높여 통증이 더 심해지기도 합니다.

장마철처럼 날이 흐리고 비가 자주 오는 시기에는 통증 관리에 각별히 신경을 쓰는 것이 좋습니다. 에어컨 바람을 직접 쐬는 것은 피하고 습도를 조절해줍니다. 또한 온찜질이나 반신욕을 통해 혈액순환을 원활히 해주면서 통증을 조절하는 것이 좋습니다.

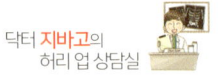

14
겨울이 오는 게 두려운 관절염 환자입니다

　퇴행성관절염 환자 중에는 날씨가 추워지면 무릎시림과 통증에 시달리는 이들이 많아지는데요, 환자들의 상상과 달리 추운 날씨가 관절염의 진행 속도를 더 빠르게 하는 것은 아닙니다.
　퇴행성관절염은 관절 내 연골의 점진적인 손상이나 퇴행성 변화로 인해 관절 연골뿐 아니라 주변의 활액막, 뼈, 인대 등에 이차적인 변화가 동반되어 국소적인 염증과 통증이 생기는 질환입니다. 다만, 날씨가 추워지면 낮아진 기온으로 인해 관절 주변의 근육이나 혈관 등이 수축해 통증에 더욱 민감하게 되는 것입니다. 관절 운동 범위까지 줄면서 일상생활이 위축되는 경우도 종종 있습니다.
　퇴행성관절염 초기라면 휴식, 단기간의 약물치료, 물리치료 등의 보존적인 치료로도 통증과 생활의 불편을 줄일 수 있습니다. 만일 진행된 퇴행성관절염으로 수개월 정도의 보존적 치료에도 반응이 없다면 관절내시경, 교정절골술, 인공관절치환술 등 환자에게 적합한 수술적 치료를 선택할 수도 있습니다.
　하지만 어떤 경우도 평소 관절 통증을 줄이기 위해서는 생활습관 개선과 꾸준한 관리가 필요합니다. 관절에 좋지 않은 자세나 습관을 피하고, 비만이나 하체의 근력 부족 등을 우선적으로 해결해가는 것이 좋습니다. 특히 비만인 경우 관절염 위험이 일곱 배 이상 높아질 수 있어 체중관리가 매우 중요합니다.

    마지막으로 추운 날씨에는 관절을 따뜻하게 해줄 수 있는 찜질이나 물리치료 등이 도움이 되므로 적극적인 관리를 제안 드립니다. 추운 날씨에도 운동 전후에 충분한 스트레칭을 하면서 꾸준히 운동을 하며 통증 관리에 성공한 환자들도 많이 있답니다.

15
관절에는
어떤 음식이 좋을까요?

관절의 중요성이 강조되면서 관절에 좋은 음식을 문의하는 환자들도 많습니다.

앞서 설명드린 대로 관절염은 크게 염증성 관절염인 류머티스관절염과 퇴행성관절염으로 구분할 수 있습니다. 관절의 염증을 낮출 수 있고 뼈를 튼튼하게 하면서 면역시스템을 강화시킬 수 있다면 아마도 금상첨화가 되지 않을까 싶습니다.

관절 관련 영양소로 많이 언급되는 것이 오메가3 지방산입니다. 오메가3는 우리 몸에서 합성되지 않아 꼭 음식으로 섭취를 해주어야 하는데, 연어나 참치, 고등어, 청어 등에 많이 포함되어 있습니다. 일주일에 2회 정도 먹을 것을 권합니다. 완두콩과 올리브오일도 즐겨 먹으면 좋습니다.

오메가3와 함께 관절건강에 좋은 영양소로 폴리페놀을 꼽을 수 있습니다. 폴리페놀에는 항산화제가 많이 포함되어 있어서 혈관을 부드럽게 풀어주어 관절염뿐만 아니라 심혈관계 질환을 예방하는 효과가 있습니다. 오일에 염증을 낮추어 주는 비스테로이드성 약재와 비슷한 성분이 들어있습니다. 아보카도, 홍아씨, 호두씨에도 다량의 좋은 오일이 포함되어있습니다. 한편 체리는 요산이 쌓여서 관절염을 일으키는 통풍에 매우 좋다고 알려져 있습니다. 안토시아닌이라는 성분이 관절염증을 낮추는 데 도움이 되는 성분인데, 아로니아나 포도주, 블루베리에도 다량 함유되어 있습니다.

    이밖에도 유제품, 브로콜리, 녹차, 레몬, 귀리, 마늘 등을 잘 챙겨 먹으면서 음식을 골고루 먹을 것 그리고 비만해지지 않도록 절제하는 식생활을 즐기시기를 권해드립니다.